DR. MED. WERNER BARTENS

GESUNDHEITSRISIKO WEIBLICH

DR. MED. WERNER BARTENS

GESUNDHEITSRISIKO WEIBLICH

Warum Frauen von der Medizin falsch verstanden und schlechter behandelt werden

HEYNE

MIX
Papier | Fördert
gute Waldnutzung
FSC® C083411
FSC
www.fsc.org

Penguin Random House Verlagsgruppe FSC® N001967

Originalausgabe 2022

Neumarkter Straße 28, 81673 München
Redaktion: Kerstin Lücker
Umschlaggestaltung: wilhelm typo grafisch,
unter Verwendung eines Motives von Shutterstock.com / Akane1988
Satz: Schaber Datentechnik, Austria
Druck und Bindung: CPI books GmbH, Leck
Printed in the Czech Republic

ISBN: 978-3-453-21838-3

www.heyne.de

INHALT

VORWORT

Medizin ist nicht neutral. Sie wird von Menschen gemacht, und Menschen haben Vorurteile, Vorannahmen und sind geprägt durch Vorbilder und Traditionen – im Guten wie im Schlechten. Das wirkt sich auch darauf aus, wie Medizin betrieben wird und wie Männer und Frauen behandelt werden. Wenn man ihr schon einen bestimmten Artikel zuordnen wollte, dann müsste es nicht »die Medizin« heißen, sondern »der Medizin«. Denn die Medizin ist männlich.

Das weltweite medizinische Wissen ist immens, und es wächst beständig weiter an. Die Kenntnisse über Krankheiten, ihre typischen Symptome, den Verlauf, die passende Diagnostik und die beste Therapie sind extrem vielfältig. Allerdings stammt dieser umfangreiche Wissensschatz fast vollständig aus Studien an männlichen Zellen, männlichen Versuchstieren und männlichen Menschen; Studien, die mehrheitlich von Männern geplant, umgesetzt, ausgewertet und aufgeschrieben worden sind[1].

Erstaunlich eigentlich, dass über Jahrzehnte und Jahrhunderte wissenschaftliche Forschung nur so betrieben wurde, dass nur Männer die Studienobjekte waren. Dabei ist doch der

---

1 Clayton JA: Studying both sexes: a guiding principle for biomedicine. FASEB Journal 2016;30:519

Gedanke mehr als naheliegend, dass ein Körper angesichts seiner Fähigkeit, Kinder auszutragen und zu gebären, auch anders sein muss – was den Stoffwechsel angeht, die Funktion vieler Organe und nicht zuletzt die Reaktion des Immunsystems, das während der Schwangerschaft ja einen Organismus tolerieren muss, der immunologisch verschieden ist.

Zu dieser einseitigen Art der fast ausschließlich männlichen Betrachtung der Medizin ist es nicht etwa aus bösem Willen gekommen oder weil Männer Frauen absichtlich diskriminierten. Lange Zeit wurde schlicht angenommen, dass sich die Zellen, Zellkulturen, Versuchstiere und auch die für wissenschaftliche Studien untersuchten Menschen untereinander zumindest in biomedizinischer Hinsicht weitgehend gleichen. Daher, so die Vermutung, müsse es unabhängig vom Geschlecht der Menschen, die behandelt werden, schon stimmig sein, sich in der Medizin hauptsächlich an den Männern zu orientieren.

Der heillos fortschrittsoptimistische Satz, wonach sich das medizinische Wissen angeblich alle sieben Jahre verdoppelt, bekommt vor diesem Hintergrund einen schalen Beigeschmack[2]. Schließlich ist über die typischen Beschwerden von Frauen, die optimalen Untersuchungsmethoden, wenn Frauen krank sind, sowie die beste Behandlung und den Genesungsverlauf erkrankter Frauen noch ziemlich wenig bekannt.

Zwar wurde das Problem in den letzten zwei, drei Jahrzehnten von einigen Ärztinnen und Wissenschaftlerinnen (und von

---

2 Diese Behauptung ist immer wieder zu lesen. Allerdings stellt sich die Frage, ob sich tatsächlich das relevante Wissen alle sieben Jahre verdoppelt, oder ob lediglich immer mehr Details hinzukommen, die sich auf die praktische Patientenversorgung kaum auswirken.

noch weniger Ärzten und Wissenschaftlern) erkannt, und es sind grundlegende Arbeiten zum Thema erschienen, von denen einige wichtige hier zitiert werden. Ein deutlicher Anstieg der wissenschaftlichen Projekte und Publikationen ist allerdings erst in den vergangenen fünf Jahren zu beobachten. Hier besteht ein eklatanter Forschungsrückstand, und es ist ein rasanter Wissenszuwachs zum Thema geschlechtergerechte Medizin notwendig, der allerdings von einem erschreckend niedrigen Niveau aus beginnt.

»Die medizinische Forschung orientiert sich am männlichen Normkörper«, sagt Sabine Oertelt-Prigione, die Deutschlands erste Professur für geschlechtersensible Medizin innehat: »Frauen zeigen bei den gleichen Erkrankungen aber häufig andere Symptome. So sind bei Männern die klassischen Symptome für einen drohenden Herzinfarkt starke Brustschmerzen, junge Frauen können in dieser Situation unter Übelkeit und Schwindel leiden. Asthma zeigt sich bei Jungen durch stärkere Geräusche beim Atmen, bei Mädchen oft durch trockenen Husten.« Für die Diagnose von Erkrankungen, aber auch während der Behandlung sei es deshalb wichtig, dass Ärztinnen und Ärzte diese geschlechtsspezifischen Unterschiede endlich stärker berücksichtigen.

Um zu verdeutlichen, wie groß der Rückstand ist, hilft ein Blick in die Public Library of Medicine (»PubMed«). In dieser weltweit größten online-Datenbank für biomedizinische Fachartikel waren im Jahr 2000 unter dem Schlagwort »Gender Medicine« 1287 Publikationen gelistet. Im Jahr 2021 sind hingegen 16 865 Fachbeiträge zu dem Thema erschienen, wobei besonders steile Anstiege in den Jahren 2014 und 2019 zu verzeichnen sind. Diese Zahlen und der Zuwachs mögen auf den ersten

Blick beeindruckend wirken. Wie klein der Forschungsanteil zum Thema Gendermedizin tatsächlich ist, wird allerdings deutlich, wenn man sich vergegenwärtigt, dass die Datenbank jedes Jahr um rund 500 000 Einträge wächst und dort inzwischen mehr als 32 Millionen Artikel zu allen Bereichen der Medizin verzeichnet sind.

Natürlich blieb es auch früheren Generationen von Ärztinnen und Ärzten nicht verborgen, dass es unterschiedliche Geschlechter gab und gibt. Die daraus resultierenden Unterschiede wurden – mit Ausnahme von Krankheiten der Sexualorgane und den damit zusammenhängenden Hormonveränderungen – jedoch lange Zeit nicht für klinisch relevant erachtet und deswegen auch nicht weiter beachtet. Zudem gibt es ja schon lange das Fach Frauenheilkunde und Geburtshilfe. Wozu sich also zusätzlich um eine »weibliche« Medizin kümmern?

Frauen galten aus medizinischer Sicht als zumeist etwas kleiner und etwas leichter geratene Männer, die außer ihren typischen Frauenleiden und einer oftmals anderen psychischen Verfassung keine Besonderheiten aufwiesen. Warum sich also in Forschung und Praxis spezifisch mit ihnen beschäftigen? Waren ihre medizinischen Belange nicht genauso abgedeckt, wenn neue Medikamente an Männern erforscht oder andere innovative Therapiemethoden an männlichen Probanden ausprobiert wurden?

Zwar hatten die Nationalen Gesundheitsinstitute (NIH) der USA, die mächtigste Forschungsförderorganisation der Welt, bereits 1993 angekündigt, dass sie medizinische Studien künftig nur noch dann fördern würden, wenn auch Frauen als Versuchsteilnehmer darin aufgenommen werden. Doch viele Wissenschaftlerteams hielten sich nicht an diese Vorgabe – oder sie werteten die Ergebnisse nicht nach Geschlechtern getrennt aus, wenn Frauen doch als Probanden teilgenommen hatten, sodass die Erkenntnisse aus solchen Untersuchungen keinerlei Nutzen für die Frauen erbrachten[3].

Auch in Medikamententests und anderen Studien, in denen neue Therapien erprobt wurden, hielten sich die Studienleiter oftmals nicht an die Empfehlung, die neuen Arzneimittel gleichermaßen an Frauen wie an Männern zu testen und zu erforschen. Es verwundert daher nicht, zu welch niederschmetterndem Ergebnis eine Analyse von US-Behörden 2001 kam: Acht der zehn verschreibungspflichtigen Pharmaka, die zwischen 1997 und 2000 wegen gefährlicher Nebenwirkungen vom Markt genommen werden mussten, brachten »ein größeres Risiko für Frauen als für Männer mit sich«[4].

Wenngleich sich das Bewusstsein für die besonderen Belange von Frauen in Diagnostik und Therapie in einigen Bereichen inzwischen deutlich verbessert hat und immer mehr Ärztinnen und Ärzte erkennen, dass es entscheidend für eine gute Medizin ist, die Unterschiede zwischen den Geschlechtern zu berücksichtigen, hat die Gendermedizin auch weiterhin einen schweren Stand. An den meisten Universitäten ist sie noch nicht institutionell etabliert, also ohne eigenen Lehrstuhl, eigenes Institut und die entsprechende Ausstattung. Sie wird oftmals als abwegiges Spezialgebiet oder unwichtige Ni-

---

3 Geller SE, Koch AR, Roesch P, Filut A, Hallgren E, Carnes M: The more things change, the more they stay the same: a study to evaluate compliance with inclusion and assessment of women and minorities in randomized controlled trials. Academic Medicine 2018;93:630

4 GAO - U.S. Government Accountability Office: Most drugs withdrawn in recent years had greater health risks for women. https://www.gao.gov/products/GAO-01-286R

schendisziplin betrachtet und nicht als ein zentrales Thema für die medizinische Ausbildung, Forschung und Praxis.

Dabei sollte die angemessene Berücksichtigung von Frauen in der Medizin mittelfristig gar kein eigenständiges Fachgebiet sein, sondern zum Denken und Handeln in jeder medizinischen Disziplin gehören. Frauengesundheit und Gendermedizin bieten sich als ein interdisziplinäres Querschnittsthema an, das selbstverständlich das ärztliche Vorgehen in Theorie und Praxis bestimmen sollte.

Die vielfältigen genetischen, biologischen, anatomischen, physiologischen, klinischen aber auch die psychischen und sozialen Unterschiede zwischen den Geschlechtern zu kennen, ist entscheidend für eine erfolgreiche individuelle Behandlung. Werden diese Erkenntnisse in die praktische Versorgung einbezogen, ist das übrigens nicht nur für die Untersuchung und Behandlung von Frauen von erheblicher Bedeutung, sondern auch gewinnbringend für die Betreuung von Männern. Zumindest, wenn gute medizinische Qualität der Anspruch sein soll.

Sex, Geschlecht und Gender

Es gibt Männer und Frauen, und es gibt Menschen, die sich keinem Geschlecht eindeutig zugehörig fühlen oder im Laufe ihres Lebens einen Wandel durchmachen. Allen Menschen ist jedoch gemeinsam, dass sie zwar nicht allein, aber eben *auch* von ihrer Biologie in dem bestimmt werden, was sie sind, was sie fühlen, erleben und wie sie sich verhalten. Und außerdem werden sie davon bestimmt, wie sie von ihrer Umwelt geprägt worden sind.

Prozentual zu gewichten, ob es nun »die Gene« sind oder eine schwere Kindheit oder rückständige – zumindest aber gesundheitsschädliche – Rollenbilder, die mehr zum Gesundheits- und Krankheitsverhalten der jeweiligen Geschlechter beitragen, ist unmöglich. Zudem handelt es sich bei diesen beiden Polen weder um getrennte noch um gegensätzliche Welten. Vielmehr beeinflusst das gesellschaftliche wie das persönliche Umfeld und Erleben die Biologie – unter dem Stichwort Epigenetik gibt es dazu ein stetig wachsendes Forschungsfeld – und die Biologie wirkt sich darauf aus, wie sich Menschen verhalten, und entscheidet beispielsweise mit darüber, was sie essen, wie viel sie sich bewegen und mit welchen anderen Menschen sie sich besonders gerne umgeben.

Wenn es um den Einfluss des Geschlechts in der Medizin geht, wird – je nach Standpunkt – gerne die Bedeutung der Biologie, inklusive ihrer Nachbar- und Nebendisziplinen wie Genetik und Biochemie betont, sowie die unterschiedliche Anatomie und Physiologie von Mann und Frau. Oder aber man misst der frühkindlichen Prägung größeres Gewicht bei, den Einflüssen, die einen Menschen während der Erziehung und seiner sonstigen Sozialisation formen. Gemäß dieser letzteren Denkweise stehen die gesellschaftlichen Einflüsse und die Umweltfaktoren im Mittelpunkt der Argumentation.

Der kanadische Neurobiologe Michael Meaney hat in dieser seit Jahrzehnten schwelenden Nature-or-Nurture-Debatte (hat nun die »Natur«, also die Biologie den entscheidenden Einfluss auf den Menschen und seine Entwicklung, oder haben es Erziehung, Umwelt und Prägung, englisch: »Nurture«?) einen schönen Vergleich gewählt: Wer könnte schon mit Sicherheit bestimmen, was mehr zu einem Rechteck beiträgt, die Längs-

oder die Querseite? Und, so müsste man Meaneys Bild wohl ergänzen, wer würde sich überhaupt anmaßen zu behaupten, was im jeweiligen Falle die Längs- und was die Querseite ist?

Im Folgenden geht es immer wieder darum, zwischen dem biologischen Geschlecht (englisch: Sex) und dem sozialen Geschlecht (englisch: Gender) zu unterscheiden. Das biologische Geschlecht spielt eine Rolle, wenn es beispielsweise um den genetischen Einfluss der beiden weiblichen X-Chromosomen geht, von denen eines per Zufall oft nur unvollständig aktiviert wird. Daraus kann sich eine Neigung zu Krankheiten ergeben oder aber auch der Schutz davor. Die unvollständige Aktivierung kann auch dazu beitragen, dass die Immunreaktion von Frauen – beispielsweise nach einer Impfung – zumeist heftiger ausfällt[5].

Zu den Unterschieden, die das biologische Geschlecht mit sich bringt, gehören außerdem ein unterschiedlicher Knochenbau von Männern und Frauen, eine andere Lungengröße oder die Neigung, dass Frauen auf nahezu alle Schadstoffe und Gifte, inklusive Tabakrauch, körperlich empfindlicher reagieren und daraufhin schneller krank werden, um nur einige Beispiele zu nennen.

Unterschiede zwischen Männern und Frauen gibt es nicht nur in der Art und Ausprägung ihrer Beschwerden, sondern sogar auf der zellulären Ebene. Die Zellen von Frauen und Männern arbeiten anders, auch die zeitliche Rhythmik ist eine

---

5 Baran Y, Subramaniam M, Biton A, Tukiainen T, Tsang EK, Rivas MA, Pirinen M, Gutierrez-Arcelus M, Smith KS, Kukurba KR, Zhang R, Eng C, Torgerson DG, Urbanek C; GTEx Consortium, Li JB, Rodriguez-Santana JR, Burchard EG, Seibold MA, MacArthur DG, Montgomery SB, Zaitlen NA, Lappalainen T: The landscape of genomic imprinting across diverse adult human tissues. Genome Research 2015;25:927

andere, was sich an vielen Stoffwechselvorgängen zeigt, die in unterschiedlicher Form ablaufen und zu unterschiedlichen Tageszeiten ihren Höhepunkt haben. Das ist für die Behandlung von Krankheiten, aber auch für die Bestimmung von Laborwerten von Bedeutung.

Medikamente müssen deshalb manchmal nicht nur anders dosiert werden, sondern sie entwickeln auch zu anderen Tageszeiten ihre optimale Wirkung[6]. Diese Erkenntnisse sind längst noch nicht in die praktische Medizin eingeflossen, obwohl das sehr wichtig wäre. So ist das Schmerzempfinden am späten Nachmittag um etwa ein Drittel geringer ausgeprägt als am frühen Morgen, weswegen Termine beim Zahnarzt möglichst nach 16 Uhr stattfinden sollten.

Umgekehrt gibt es natürlich auch etliche biologische Faktoren, denen Männer stärker ausgesetzt sind. So führen auf dem Y-Chromosom lokalisierte Erbanlagen wie das SRY-Gen zur Bildung der Hoden und einer anschließenden Testosteronproduktion. Das trägt nicht nur im Laufe der Entwicklung zur Maskulinisierung der Geschlechtsorgane und des Körperbaus bei, sondern ermöglicht auch neuronale Verknüpfungen im Gehirn, die Jahre später zu interessanten Verhaltensweisen in der männlichen Pubertät führen und noch später zu bestimmten Krankheiten disponieren können[7].

Mit dem sozialen Geschlecht sind hingegen Rollenbilder und Rollenerwartungen gemeint, denen sowohl Frauen als auch Männer unterliegen. Sie haben sich teilweise seit Jahrhunderten

---

6 Bartens W: Körperzeiten. Wie wir im richtigen Moment das Richtige tun und besser lernen, lieben und leben. München 2021

7 Morris JA Jordan CL Breedlove SM: Sexual differentiation of the vertebrate nervous system. Nature Neuroscience 2004;7:1034

verfestigt und lassen sich nur schwer abschütteln. Sie gelten daher nicht als naturgegeben, sondern als »soziale Konstruktion«, sind also nicht in etwaigen biologischen Unterschieden begründet, sondern in tradierten gesellschaftlichen Normen und Bewertungen.

Dabei handelt es sich um typische Verhaltensmuster von Männern und Frauen. Hier gibt es eindeutige Unterschiede, wenn es beispielsweise darum geht, ärztliche Hilfe zu suchen, Präventionsangebote wahrzunehmen, Krankheiten und Schmerzen zu ertragen oder sich versorgen zu lassen, aber auch um geschlechtertypisches Verhalten in der Ernährung, dem Sport oder gegenüber absehbaren Risiken durch Suchtverhalten oder andere potenziell selbstschädigende Muster.

Diese sozialen Konstruktionen sind allerdings nicht nach dem Schwarz-Weiß-Prinzip auf die Geschlechter verteilt, sondern fluide und in den letzten Jahren zudem gehörig in Bewegung geraten. Kaum ein Mensch verhält sich rein stereotyp männlich oder weiblich; jeder zeigt immer eine Mischung, die allerdings mal 90 : 10, mal 50 : 50 ausfallen kann. Dennoch lösen die Zuordnungen zum sozialen Geschlecht zuverlässig bestimmte Reaktionen und Gegenreaktionen in der Medizin aus – Ärzte gehen mit weiblichen Patienten und weiblichem Rollenverhalten beispielsweise anders um als mit männlichen, auch wenn beide von der gleichen Krankheit betroffen sind und ähnliche Behandlungen vorgesehen wären[8].

Bei manchen Leiden wirken sich das soziale Geschlecht und ein typisches Rollenverhalten unmittelbar auf die medizini-

8 Shannon G, Jansen M, Williams K, Cáceres C, Motta A, Odhiambo A, Eleveld A, Mannell J: Gender equality in science, medicine, and global health: where are we at and why does it matter? Lancet 2019;393:560

schen Risiken und den Krankheitsverlauf aus: So versorgen Frauen traditionell häufiger und intensiver sowohl kleine Kinder als auch kranke und gebrechliche Angehörige, besonders die Eltern oder Großeltern. Das setzt sie stärker als Männer diversen Ansteckungsrisiken aus, die sie nicht vollständig dadurch ausgleichen, dass sie – auch dies ist rollenbedingt – stärker auf Sauberkeit und Hygiene achten. Sie gehen anders mit Schmerzen um als Männer, ihre Kommunikation mit Ärztinnen und Ärzten folgt anderen Mustern, und sie verhalten sich anders, wenn sie schwer oder chronisch erkranken.

Kann man das auch anders sehen?

Obwohl Frauen in der Medizin häufiger unter Fehldiagnosen zu leiden haben als Männer, sind es besonders die Männer, die weit vor der Zeit sterben. Die Sterblichkeit unter Männern der Arbeiterklasse liegt in den industrialisierten Ländern fast doppelt so hoch wie jene der Frauen aus der gleichen gesellschaftlichen Gruppe. Und die Hälfte dieser Todesfälle sind auf schädliches, geschlechtertypisches Verhalten zurückzuführen, für das es eingefahrene Rollenmuster gibt.

Aus diesem Grund sterben fast doppelt so viele Männer an Unfällen oder – häufig vermeidbaren – Verletzungen. In den USA lag der Anteil der Todesopfer durch Unfälle und Verletzungen bei Männern zuletzt bei 7,6 Prozent. Bei den Frauen waren es hingegen »nur« 4,4 Prozent. In Europa ist diese Verteilung ganz ähnlich.

Männer gehen rücksichtsloser mit ihrer eigenen Gesundheit um, es gehört bei vielen von ihnen zum Selbstverständnis, Schmerzen und erste Anzeichen von Erkrankungen zu ignorieren, auch wenn das Klischee von der »Männergrippe« das Gegenteil suggeriert. Männer üben im Durchschnitt gefährlichere Berufe aus, sie rauchen mehr, sie trinken mehr Alkohol, sie ernähren sich schlechter und nehmen ärztliche Untersuchungen und Vorsorgeangebote weniger oft wahr als Frauen.

Männer werden zudem häufiger drogenabhängig, und sie verhalten sich in diversen Lebensbereichen riskanter. Aus diesem Grund unterliegen sie Gesundheitsgefahren, die weniger in ihrer Biologie als in ihrem Verhalten und den Rollenmustern, denen sie folgen, begründet sind. Eine Gendermedizin, die für eine geschlechtersensible Heilkunde eintritt, müsste sich auch der Herausforderung stellen, spezifische Nachteile und Risiken für Männer zu erforschen und zu beheben.

Biologisches und soziales Geschlecht wirken nicht unabhängig voneinander auf die Menschen ein, sondern sie stehen in enger Wechselwirkung zueinander. So können durch eine fleisch- und fettlastige, aber ballaststoffarme Ernährung sowie durch Rauchen und Alkoholkonsum bestimmte Krankheits-Gene aktiviert werden, wozu eine obst- und gemüsereiche Kost bei demselben Individuum nicht führen würde.

Auf der anderen Seite bremsen regelmäßige Bewegung, Zufriedenheit im Alltag und andere ausgleichende Faktoren genetische Krankheitsauslöser womöglich so stark aus, dass ein Leiden gar nicht erst zum Ausbruch kommt. In diesen Fällen beeinflusst also das geschlechtertypische Verhalten (»gender«) die Biologie (»sex«).

Chronischer Stress, Angst, Einsamkeit und andere seelische Belastungen führen hingegen dazu, dass sich die Informationsverarbeitung im Gehirn und ihre Modulation ändert. So werden durch Stress und Ausgrenzung bestimmte neurobiologische Muster verändert und schließlich »erlernt«. Dadurch kann sich in den Nervenfasern eine größere Schmerzempfindlichkeit ausprägen und gebahnt werden.

Die Schmerzschwelle sinkt, Schmerzreize werden bevorzugt ins Gehirn weitergeleitet und dabei sogar noch verstärkt, während andere, sich auf die Schmerzempfindung dämpfend auswirkende Faktoren in ihrer Aktivität vermindert sind. Das Verhalten wirkt sich also mittelfristig auf die Biologie aus. Umgekehrt bestimmt die Biologie das Verhalten mit, etwa wenn bestimmte Hormonkonstellationen und neurobiologische Verknüpfungen zu mehr Ängsten oder Aggressionen führen.

Aus diesem Grund ist es im Sinne einer ganzheitlichen Medizin wichtig, immer beide Seiten – sowohl Natur als auch Umwelt – zu berücksichtigen. Die Wechselwirkungen halten ein Leben lang an, sind in verschiedenen Altersphasen unterschiedlich stark ausgeprägt, und es gilt sie zu beachten, anstatt einseitig entweder die naturwissenschaftliche oder die psychosoziale Dimension zu betonen.

Die Crux mit der Sprache

Sprache prägt das Denken und Handeln der Menschen – und die Menschen prägen und verändern die Sprache in ihrem Alltag. Vor dem Hintergrund einer seit Jahrtausenden währenden Benachteiligung von Frauen gibt es seit einigen Jahren diverse Versuche, mehr Geschlechtergerechtigkeit in der Sprache herzustellen, um so auf Diskriminierung hinzuweisen. Besonders populär sind das Binnen-I und das Gendersternchen geworden. Durchgesetzt hat sich jedoch noch keine dieser Initiativen, laut Umfragen sprechen sich nur sechs bis sieben Prozent der Menschen in Deutschland für die »Gendersprache« aus.

Grammatisch und semantisch stringent und logisch ist keiner der bisherigen Versuche, die Sprache in Richtung mehr Geschlechtergerechtigkeit zu verändern. Zudem besteht ein Ziel aller Sprachreformen darin, dass die Sprache einfacher und leichter zugänglich wird. Auch dies wird mit den verschiedenen Facetten der Gendersprache nicht erreicht, im Gegenteil. Deshalb wird den Verfechterinnen und Verfechtern solcher Initiativen oft vorgeworfen, nur eine kleine akademisch-mediale Klientel zu bedienen und andere Gesellschaftsschichten auszuschließen. Auch die Tradition von Frauen aus der ehemaligen DDR, von denen viele heute noch sagen, »Ich bin Arzt«, oder »Ich bin Mechatroniker«, würde damit ignoriert, so der Vorwurf.

In diesem Buch spielt das Geschlecht der Handelnden und Behandelten eine große Rolle. Ärzte reagieren anders auf Frauen als auf Männer und lassen ihnen andere Untersuchungen und Therapien zukommen – weil sie Frauen oder Männer sind. Bei

Ärztinnen ist das anders. Die Nachteile für Frauen sind evident, und sie sind von ihrem Geschlecht abhängig.

Im Text wird daher häufig – wenn auch nicht durchgängig – die männliche *und* die weibliche Form verwendet. Es ist also von Ärztinnen und Ärzten die Rede, sowie von Patienten und Patientinnen; manchmal auch von weiblichen Ärzten oder männlichen Patienten. Damit soll der Versuch unterstrichen werden, immer wieder auf die Bedeutung des Geschlechts und der Geschlechterrollen in der Medizin aufmerksam zu machen.

In eigener Sache

Es dauert viele Jahre, bis man zum Arzt oder zur Ärztin sozialisiert worden ist und sich an verschiedene medizinische Denkmuster gewöhnt hat. Es ist ein kontinuierlicher Prozess, der nicht nur mit der Ansammlung von Wissen zu tun hat, sondern vor allem mit den Erfahrungen, Ritualen, Einschätzungen und Bewertungen, die von den Lehrenden, aber auch von erfahrenen Kolleginnen und Kollegen weitergegeben werden.

Diese berufliche Formung und Ausbildung im Wortsinne findet während des Medizinstudiums und der zahlreichen Klinikpraktika statt, die während des Studiums notwendig sind. Es geschieht zudem in den Seminaren »auf Station« und während der Famulaturen. Später als Assistenzarzt geht es dann weiter mit der Fortbildung und Prägung der medizinischen Persönlichkeit und hört während der gesamten ärztlichen Tätigkeit nie auf.

Wenn man sich zusätzlich zur Arztwerdung auch für Wissenschaft interessiert, kommt eine besondere Prägung in diversen Forschungsinstituten und Laboren hinzu. Anfangs findet die Ausbildung und Erweiterung des Horizontes rein medizinisch statt, später – je nach Schwerpunkt und Interesse – geht es darum, das medizinische Wissen zu erlernen und den Umgang mit wissenschaftlichen Studien, Statistiken und Experimenten einzuüben.

Das Weltbild und die Vorstellungen davon, wie sich Patientinnen und Patienten zumeist verhalten, was ihnen fehlt, welche Beschwerden für sie typisch sind und was ihnen helfen könnte, sind keineswegs in Stein gemeißelt. Sie bestimmen aber sowohl die Arbeit als Ärztin und Arzt als auch die der wissenschaftlich tätigen Mediziner in den Laboren.

Während meiner Ausbildung habe ich vielfältige Impulse und Anregungen bekommen und währenddessen kleine Arztpraxen, riesige Ambulanzen, städtische Kliniken, Universitätskrankenhäuser, aber auch Reha-Kliniken und konfessionelle Krankenhäuser in Millionenmetropolen, Kleinstädten und auf dem Land kennengelernt. Forschungseinrichtungen unterschiedlicher Größe und Qualität waren ebenfalls darunter. Nicht nur in Deutschland, sondern auch im Ausland; in Frankreich, Großbritannien und den USA.

Ich habe beispielsweise an der Universität Montpellier in Südfrankreich während eines einjährigen Studienaufenthalts jeden Morgen von acht bis ein Uhr in verschiedenen Krankenhäusern auf Station mitgearbeitet und mitgeholfen, Blut abzunehmen, die Patienten klinisch zu untersuchen und sie zu versorgen, bevor nachmittags die Vorlesungen und Seminare anstanden.

Die praktische Ausbildung gehört in Frankreich sinnvollerweise schon früh zum klinischen Teil des Medizinstudiums und steht dort ab dem dritten Studienjahr mit täglichen Vormittagsschichten auf dem Stundenplan. Alle Studierenden werden in Krankenhäusern eingeteilt und arbeiten zusammen mit älteren Studierenden und jungen Ärzten vollintegriert mit. Nach drei bis vier Monaten auf einer Station wechselt man das Krankenhaus und die Abteilung, sodass die Möglichkeit besteht, im Verlauf des Studiums viele Fachdisziplinen kennenzulernen.

In Cardiff, der Hauptstadt von Wales, habe ich während einer Famulatur mehrere Wochen in der Notaufnahme verbracht. In dieser rauen Hafenstadt an der britischen Westküste durfte ich mithelfen, Patienten zu verarzten. Unter ihnen waren viele Hafen- und Werftarbeiter, die nach Arbeitsunfällen oder Schlägereien in unsere Ambulanz kamen, weil ihre Wunden zu nähen und andere Notfälle zu betreuen waren. Seinerzeit befand sich in Cardiff die zweitgrößte Notaufnahme Großbritanniens nach dem Hammersmith Hospital in London. Rund um die Uhr kamen Verletzte, Verunfallte oder akut Erkrankte in die Tag und Nacht geöffnete Ambulanz, die dringend Hilfe brauchten.

Besonders viele Notfallpatienten kamen absehbar ab elf Uhr abends, wenn die Pubs gerade geschlossen hatten und es hinterher Raufereien gab, sowie nach den Trinkgelagen am Wochenende. Zwei hünenhafte Polizisten waren permanent im Wartebereich der Notaufnahme postiert und achteten darauf, dass die Ordnung einigermaßen eingehalten wurde und es in der Ambulanz nicht zu weiteren Tumulten kam. Schließlich ging es dort oft handfest zu, etwa wenn beide Kontrahenten einer Prügelei verletzt waren und nun gemeinsam darauf warten mussten, bis ihre Blessuren versorgt wurden. Auch in Großbritannien ist es üblich, dass angehende Doktoren schon früh im Studium an der medizinischen Versorgung teilnehmen, Hand anlegen und von den erfahreneren Ärzten lernen.

In den USA habe ich fast ein Jahr lang an den berühmten National Institutes of Health (NIH) in Bethesda geforscht, einer einzigartigen Ballung wissenschaftlicher Expertise nördlich von Washington, D.C., wovon die Porträtgalerie in der Eingangshalle von »Building 10« mit mehr als 70 mit dem Nobelpreis ausgezeichneten Wissenschaftlern eindrucksvoll Zeugnis ablegt (die U-Bahn-Station der »red line«, die unmittelbar an den Campus angrenzt, heißt passenderweise »Medical Center«).

Hier kamen die originellsten und begabtesten Wissenschaftler aus den USA und vielen anderen Ländern zusammen, um neue Forschungsprojekte in einzigartiger Atmosphäre voranzutreiben. Die erste erfolgreiche Gen-Therapie fand hier statt, gleichzeitig wurden Traditionen gepflegt und die Fachleute früherer Tage angemessen gewürdigt.

So machte beispielsweise einmal pro Woche Donald Fredrickson in der Abteilung Visite, in der ich forschte und zu der auch Krankenstationen gehörten. Fredrickson war damals schon etwa 70, und er hatte einige seltene Erkrankungen als Erster beschrieben, darunter die Tangier-Krankheit, von der weltweit nur etwas mehr als 100 Fälle bekannt sind und die nach den Bewohnern von Tangier Island vor der Küste Virginias benannt ist. Die Einteilung der Fettstoffwechselstörungen »nach Fredrickson« kennt jeder Medizinstudent.

Später war ich als Postdoc im Max-Planck-Institut für Immunbiologie in Freiburg in der Arbeitsgruppe des viel zu früh verstorbenen Nobelpreisträgers Georges Köhler tätig, der schon in jungen Jahren die monoklonalen Antikörper entwickelt und beschrieben hatte. Dort forschten wir zu den verschiedenen

Akteuren und Substanzen des Immunsystems, zu Interferonen und Immunglobulinen und versuchten zu beschreiben, welche spezifische Rolle diese Moleküle im Abwehrsystem spielen und was passiert, wenn sie gentechnisch ausgeschaltet oder neue Gene mittels molekularbiologischer Methoden hinzugefügt werden. Biologen, Biochemiker, Mediziner, Physiker, Mathematiker und Informatiker arbeiteten in diesen Teams zusammen, interdisziplinär und bunt gemischt aus dem In- und Ausland.

Als Arzt an den Universitätskliniken in Freiburg und Würzburg kam ich mit einer Reihe engagierter und talentierter Ärztinnen und Ärzte in Kontakt; schon bald bildeten sich jenseits des Berufs Bekanntschaften und Freundschaften. Manche der Kolleginnen und Kollegen waren herausragende Kliniker, andere wurden zu renommierten Wissenschaftlern. Etliche von ihnen sind inzwischen als Chefärzte, Instituts- oder Abteilungsleiter tätig oder nehmen andere verantwortungsvolle Positionen ein, in Unikliniken, Krankenhäusern, Arztpraxen, Forschungslaboren oder in anderen Bereichen der Medizin oder der Gesundheitspolitik.

Diese Erfahrungen zähle ich relativ ausführlich auf und zwar aus einem bestimmten Grund: Denn wo immer ich tätig war oder für eine begrenzte Zeit Einblicke in die Medizin und die Wissenschaft gewinnen durfte, ergab sich ein ähnliches Bild: Ich hatte zwar immer mehrere Kolleginnen, aber die leitenden Positionen in Kliniken und Laboren hatten fast ausschließlich Männer inne. So habe ich auf der Führungsebene fast nur männliche Rollenbilder und Vorbilder in den Arztpraxen, Ambulanzen und Krankenhäusern und auch in der Wissenschaft erlebt.

Das war meistens sehr lehrreich, oft anregend und manchmal ziemlich unterhaltsam. Es gab charismatische Führungspersönlichkeiten darunter, ein paar charmante Frohnaturen, die unermüdlichen Arbeiter, aber natürlich auch die Drückeberger und Hallodris – so wie es vermutlich überall zugeht, wenn Menschen beruflich miteinander zu tun haben. Zwar habe ich auch von den erfahreneren Kolleginnen sehr viel gelernt und mir von ihnen abschauen dürfen; meistens waren sie geduldiger als die männlichen Kollegen. Frauen waren jedoch in den leitenden Positionen und auf den Chefsesseln kaum zu finden.

Dabei gibt es sehr viele Frauen in der Medizin. Es gibt mehr Ärztinnen als Ärzte, unter den Pflegekräften finden sich bei Weitem mehr Frauen als Männer, und in den für die Patientenversorgung ebenfalls wichtigen Heil- und Hilfsberufen sind die Frauen auch deutlich in der Mehrheit. Viele von ihnen sind beeindruckende Persönlichkeiten, etliche arbeiten engagiert und aufopferungsvoll.

Kolleginnen hatte ich immer während meiner medizinischen Laufbahn, im Studium sowieso, aber auch später als Arzt und in der Forschung. Viele Assistenzärztinnen waren darunter, aber nur noch wenige in leitender Position und daher sehr wenige Oberärztinnen. Die Chefärztinnen waren ganz rar, mir fällt höchstens eine Handvoll ein. Je weiter es in der Hierarchie nach oben ging, desto weniger Frauen gab es.

Wenn es um berufliche Themen ging, spielten Frauen ebenfalls keine besondere Rolle. Ich kann mich nicht daran erinnern, dass wir im Studium oder später als Ärzte darüber gesprochen hätten, dass die Empfindungen, Symptome, Beschwerden und Krankheitsverläufe bei Frauen womöglich anders sein könnten als bei den männlichen Patienten. Wir haben uns die entsprechenden Fragen schlicht nicht gestellt.

Der Heilungsverlauf nach einer Operation oder schweren Erkrankung war natürlich individuell unterschiedlich, aber das schien nicht vom Geschlecht abhängig zu sein. Bei keinem einzigen Krankheitsbild kam uns das in den Sinn – und Krankheiten und Symptome gibt es wahrlich viele in der Inneren Medizin, dem Fachgebiet, in dem ich tätig war.

Das Thema Geschlecht spielte für uns jedoch gar keine Rolle – auch für die Frauen in meinem medizinischen Umfeld nicht, soweit ich mich daran erinnern kann. Zumindest habe ich es seinerzeit nicht wahrgenommen, falls es doch so gewesen sein sollte. Krankheit war Krankheit, und die konnte groß wie klein, dick wie dünn, arm wie reich, alt wie jung und eben gleichermaßen Mann wie Frau befallen; egal aus welchen Schichten, Volks- und Einkommensgruppen die Kranken stammten.

Auch in der Kinderklinik, in der ich im letzten Studienabschnitt während des Praktischen Jahres vier Monate zubrachte, fiel mir keine Unterscheidung zwischen Mädchen und Jungen auf, außer dass einige wenige Krankheiten das eine Geschlecht nun mal öfter betrafen als das andere. Magersucht kommt beispielsweise deutlich häufiger bei Mädchen als bei Jungen vor.

Natürlich gab es Unterschiede in der Häufigkeit, mit der die Geschlechter von manchen Krankheiten befallen waren. Das wussten wir im Medizinstudium wie auch später als Ärzte, aber das waren statistische Quantifizierungen, die aus unserer Sicht nichts mit einer bei Frauen und Männern unterschiedlichen Qualität des Erlebens und Erleidens zu tun hatten oder gar mit dem ärztlichen Umgang damit. Ein Knochenbruch war ein Knochenbruch, und die Ausprägung einer Zuckerkrankheit hing von der Genetik, vom Blutzuckerspiegel und der Therapietreue ab und nicht vom Geschlecht.

Vor dem Virus, dem Krebs, dem Knochenbruch, der degenerativen Erkrankung oder der Entzündung schienen alle Menschen gleich zu sein. Krankheiten hatten etwas Urdemokratisches für uns – und das ist ja nicht das Schlechteste, was man darüber sagen kann. Krankheiten schienen der große Gleichmacher zu sein, und das letzte Hemd hat sowieso keine Taschen. Am Lebensende geht es um die pure Existenz und den Abschied von der leiblichen Hülle, egal was man vorher gehabt hat oder gewesen ist.

Auch in der Forschung fiel es mir und den anderen Wissenschaftlern in meinem Umfeld nicht ein, auf mögliche Unterschiede zwischen den Geschlechtern zu achten. Wenn es doch so gewesen sein sollte, habe ich es zumindest nicht mitbekommen. An den NIH, den Elite-Instituten in den USA, an denen ich forschen durfte, war dies genauso wenig der Fall wie am Max-Planck-Institut in Freiburg, an dem ich eine Weile tätig war.

Vielleicht habe ich seinerzeit auch nur nicht darauf geachtet und es nicht mitbekommen, dass sich jemand darüber Gedanken machte. In der Forschung lernte ich neben Deutschen und Amerikanern auch Kanadier, Russen, Franzosen, Spanier, Schweden, Briten, Italiener, Japaner und Chinesen kennen und arbeitete teilweise intensiv mit ihnen zusammen. Aber auch bei ihnen hatte ich nicht den Eindruck, dass sie in ihren Forschungsarbeiten auf etwaige Unterschiede zwischen den Geschlechtern geachtet hätten und sie das Thema beschäftigte.

Während meiner wissenschaftlichen Tätigkeit werteten wir neben der Laborarbeit, die für unseren Studien notwendig war, gelegentlich auch größere Patientenkollektive aus. Neben der Grundlagenforschung hat diese klinische Forschung eine große Bedeutung für die Medizin. Dazu listeten wir zwar sorgfältig auf, wie groß der Anteil der Männer und Frauen in den Untergruppen und nach Alter sortiert jeweils war, aber bei der Auswertung der Ergebnisse auf mögliche Unterschiede zwischen den Geschlechtern zu achten, kam uns nicht in den Sinn.

Ob es um Cholesterin, Fettstoffwechselstörungen und andere Risikofaktoren für Herzinfarkt und Schlaganfall ging oder um die diversen Antikörper, T-Zellen, Interleukine und andere Akteure im Immunsystem, spielte seinerzeit keine Rolle. Das Geschlecht unserer Studienteilnehmer war schlicht nicht von Bedeutung – ebenso wenig wie das der Versuchstiere, die gelegentlich für die Forschung notwendig waren.

Zudem meinte ich damals zu wissen, dass es gute Gründe dafür gab, Frauen weniger in Medikamentenstudien einzubeziehen als Männer. Spätestens nach dem Contergan-Skandal Anfang der 1960er-Jahre war besondere Vorsicht in Medikamentenstudien und Experimenten geboten. Frauen und Kinder galt es tunlichst aus der Forschung herauszuhalten, nicht aus den Beobachtungsstudien oder Umfragen, aber aus interventionellen Studien, in denen neuartige Therapien oder andere Substanzen ausprobiert wurden. Schließlich hätten sie schwanger sein können und sie oder ihr noch ungeborenes Kind durch die wenig erprobten Medikamente geschädigt werden können.

Frauen galten in der Forschung zudem als weitaus weniger berechenbar als Männer, schließlich warf ihr Zyklus allmonatlich das Wechselspiel der Hormone, Transmitter und all der anderen Substanzen, die sich im Körper bestimmen und erfassen ließen, gehörig durcheinander. Wer konnte schon vorhersagen, was mit ihnen geschehen würde, wenn sie eine neue Arznei bekamen? War es also nicht vor allem zu ihrem Schutz und dem des ungeborenen Lebens, wenn man sie aus der Forschung heraushielt?

Ein Bewusstseinswandel für die Bedeutung des Geschlechts in der Medizin setzte auch bei mir erst später ein, lange nach dem Medizinstudium und nach meiner Tätigkeit als Arzt. Obwohl es während der praktischen Ausbildung im Studium und in den ersten Jahren meiner ärztlichen Tätigkeit Irritationen und erste Anhaltspunkte gab.

Der Vorsprung schmilzt

Die Lebenserwartung von Frauen in Deutschland liegt deutlich über jener von Männern. Im Durchschnitt werden Frauen knapp fünf Jahre älter, der Unterschied beträgt derzeit exakt 4,7 Jahre. Im Jahre 2020 konnten Männer mit einer Lebenserwartung von 78,9 Jahren rechnen, Frauen kamen hingegen auf 83,6 Jahre, Tendenz bei beiden Geschlechtern steigend.

Gut vierzig Jahre zuvor, 1980, war der Unterschied zwischen den Geschlechtern noch deutlich stärker ausgeprägt und betrug fast sieben Jahre. Damals konnten sich die Männer nur auf 69,6 und die Frauen auf immerhin 76,3 Jahre durchschnittliche Lebenserwartung einstellen. So erfreulich dieser »Gewinn« für Männer wie Frauen auch ist, stellt sich dennoch die Frage, was den Unterschied ausmacht – und warum er mittlerweile kleiner geworden ist.

Biologisch gilt der »Östrogenschutz« für Herz und Gefäße, über den Frauen mindestens bis zu den Wechseljahren verfügen, als Erklärung dafür, dass Frauen länger leben. Die weiblichen Geschlechtshormone sind es demnach, die Arterien und besonders die Herzkranzgefäße geschmeidig halten und davor bewahren, frühzeitig zu verkalken und dichtzumachen. Zumindest bis zu den Wechseljahren sind Frauen also besser vor Herzinfarkt und Schlaganfall geschützt. Danach gleicht sich das Risiko stetig wieder an und wird für Frauen sogar zu einer immer größeren Gefahr.

Vergleiche von Nonnen und Mönchen im Kloster haben jedoch gezeigt, dass dieser biologische Vorteil der Frauen vermutlich nur ein bis zwei Jahre in der Lebenserwartung betragen würde, wenn die Lebensführung beider Geschlechter exakt identisch wäre – Beten und leichte Arbeiten, eine gemäßigte Lebensführung mit festen Essens- und Schlafenszeiten, wenig Aufregung und zumindest offiziell kein Sex.

Der Östrogenschutz liefert also keine zufriedenstellende Erklärung für den großen Unterschied in der Lebenserwartung von Frauen und Männern. Dieser liegt wohl eher in unterschiedlichen Verhaltensweisen begründet. Was auch durch die Tatsache untermauert wird, dass der Unterschied in der Lebenserwartung der Geschlechter deutlich kleiner geworden ist, seit sich geschlechtstypische Verhaltensweisen in Berufsausübung und Freizeit geändert haben. Männer sind heutzutage seltener in hochriskanten Berufen wie im Bergbau, als Holzfäller, als Soldat oder im Kampfeinsatz tätig, während sich die Frauen im Alltag wie in der Freizeit deutlich riskanter verhalten als früher und beispielsweise mehr rauchen.

Ein weiterer Grund für den sich stetig verringernden Unterschied in der Lebenserwartung besteht allerdings gerade darin, dass Frauen medizinisch schlechter versorgt und anders behandelt werden als Männer. Ihre Beschwerden werden nicht so ernst genommen und manchmal schlicht übersehen, besonders wenn sie nicht in das typische Muster fallen, das vom männlichen Idealpatienten in Praxis wie Theorie geprägt ist.

Dadurch erleiden Frauen handfeste Nachteile und gesundheitliche Schäden. Wie umfassend die Medizin Frauen benachteiligt, warum dies in fast jedem Bereich der Heilkunde so ist und welche Denkmuster dahinterstecken, ist Thema dieses Buches und wird aus vielerlei Perspektiven beleuchtet.

Höchste Zeit also, endlich darüber aufzuklären, wie Frauen unter der chronischen Missachtung in der Medizin leiden – und zwar ganz konkret. Sie werden oftmals später behandelt, bekommen weniger eingreifende Therapien, und ihre Leiden werden weniger schnell und weniger gut erkannt. Welche Gefahr das im Detail für Leib und Leben der Frauen bedeuten kann und welche anderen Nachteile sie dadurch haben, werde ich anhand zahlreicher Beispiele erläutern. Zudem werde ich vielversprechende Möglichkeiten aufzeigen, wie sich das ändern lässt und wo es bereits erfolgreich geändert wird.

Allerdings ist es noch ein weiter Weg, bis sich die Bedingungen für Frauen, die zu Patientinnen werden, ändern. Denn die meisten Benachteiligungen passieren nicht vorsätzlich oder werden gar achselzuckend in Kauf genommen. Vielmehr liegt es an unbewussten Mechanismen, Traditionen, Denkmustern und Fehlwahrnehmungen in der Medizin.

Teilweise trägt auch das ihnen zugeschriebene und über Jahrhunderte erlernte, anerzogene und gesellschaftlich vorgegebene

Rollenbild und Verhalten der Frauen dazu bei, dass sie sich in Arztpraxen, Ambulanzen und Krankenhäusern nicht das notwendige Gehör verschaffen können, um bestmöglich behandelt zu werden. Dies zu ändern, ist jedoch die Aufgabe der Medizin und ihrer Institutionen und kann nicht primär den Frauen angelastet werden. Oftmals sind die Widerstände groß – auch in einem Umfeld, in dem es um Frauengesundheit geht, und in einem medizinischen Fachbereich, der hauptsächlich von Frauen betrieben wird, wie das folgende Beispiel deutlich macht.

Was die Medizin von Frauen lernen kann

Die Frau kam zur Geburt von Zwillingen in die große Berliner Klinik. Die Schwangere kam am mittleren Vormittag. Sie wirkte leise, scheu und etwas verunsichert, und deswegen war es umso erstaunlicher, mit welcher Gewissheit sie gegenüber den Hebammen und dem Ärzteteam verkündete, dass heute Nachmittag gegen drei Uhr ihre beiden Kinder zur Welt kommen würden.

Die Hebammen, Ärztinnen und Ärzte wussten nicht, ob sie nach dieser Ansage schmunzeln oder sich ärgern sollten. Zumindest nahmen sie angesichts dieser entschiedenen Festlegung sogleich eine gewisse Oppositionshaltung ein. Nach den ersten Untersuchungen schüttelten sie erst recht den Kopf und machten auch der Schwangeren ziemlich deutlich, wie wenig sie von ihrer zeitlichen Prognose hielten. Der Geburtsvorgang würde sich noch über etliche Stunden hinziehen, bis tief in die Nacht, vermutlich bis weit in den nächsten Tag hinein, so die einhellige medizinische Einschätzung.

Zunächst wollte das Team die Schwangere sogar wieder nach Hause schicken, weil es bis zur Geburt voraussichtlich noch ziemlich lange dauern würde, was die werdende Mutter aber entschieden ablehnte. Sie hatte kein gewinnendes Wesen, wirkte etwas ungepflegt, zudem verhielt sie sich dickköpfig. Dem Geburtshilfe-Team war sie auf Anhieb und mit Nachdruck unsympathisch, und es machte sich eine gewisse Abwehrhaltung ihr gegenüber breit.

Nur wenige Stunden später, um halb zwei Uhr am frühen Nachmittag, bekam die Schwangere immer stärkere Wehen. Niemand aus dem Geburtshilfe-Team hatte damit gerechnet. Die werdende Mutter wurde schleunigst in den Kreißsaal gebracht, und dann ging alles ganz schnell. Um halb drei am Nachmittag kam das erste Kind zur Welt. Um kurz vor drei wurde ihr zweiter Zwilling geboren, genauso wie die Mutter es vorausgesagt hatte.

Auch die älteren unter den Hebammen waren irritiert über diese rasante Geburt, die gänzlich ihren Erfahrungen widersprach. Nur eine aus dem Team konnte zugeben, dass die Patientin wohl geahnt hatte, was mit ihr passieren würde, und ihren Körper besser kannte als der versammelte geburtshilfliche Sachverstand in dieser großen Klinik. Die Frau wusste bereits von der Geburt ihrer beiden älteren Kinder, wie ihr Körper reagiert und welche Signale was zu bedeuten hatten. Das müsse man in der Medizin zur Kenntnis nehmen, sagte die Kollegin, auch wenn die Erfahrungen des Teams andere seien.

Diese Frau erlebte sich und ihren Zustand also anders, als es die Lehrbücher und die Erfahrungen der Hebammen und Ärzte vorgaben. Natürlich findet sich in Büchern und Fachartikeln viel kondensierte Erfahrung; dort gibt es hilfreiche Anhaltspunkte dafür, wie es Menschen geht, wenn sie krank sind und wie ihnen geholfen werden kann. Doch das eigene Erleben kann durch kein Buch und keinen Fachartikel vollständig ersetzt werden.

Was aber bedeutet das? Was, wenn nicht nur diese Frau ihre Schwangerschaft anders als die meisten anderen Frauen wahrnimmt und typische Zeichen, etwa die Weitung des Muttermundes, bei ihr etwas anderes bedeuten als bei anderen – sondern wenn Frauen insgesamt ihre Beschwerden, Schmerzen und Krankheiten anders empfinden? Wenn es also darum geht, den gesamten Kosmos der individuellen Medizin zu erschließen, der sich bei Frauen nun mal ganz anders zeigen kann als bei Männern?

FRAUEN SIND ANDERS KRANK

Die »Männergrippe« ist längst zum populären Klischee geworden. Kaum ist ein Mann ein bisschen erkältet oder fühlt sich unwohl, setzt das große Wehklagen ein, und er malt seine Beschwerden in den schillerndsten Farben aus. Der Mann leidet. Und wenn er leidet, braucht er mindestens so viel Mitleid wie Zuwendung, aber vor allem Schonung. Es ist eine große Erleichterung, wenn diese schwere Prüfung des Schicksals endlich bestanden und schließlich glücklich überwunden ist, wozu zumeist nicht nur die Gunst der Götter, sondern auch die der Göttergattin vonnöten ist.

Komisch eigentlich: Obwohl dieses Bild vom wehleidigen Mann äußerst beliebt ist und Anlass für allerlei Witzeleien bietet, hat sich daraus bisher kein Bewusstseinswandel ergeben, der die unterschiedlichen Bedürfnisse und Bewältigungsstrategien der Geschlechter im Fall von Krankheit wie Gesundheit anerkennt. Immerhin spricht aus dem Klischee ja die Erkenntnis, dass Männer mit ihren Beschwerden anders umgehen als Frauen.

Schließlich leidet jeder Mensch anders, das gilt für körperliche wie seelische Einschränkungen gleichermaßen. Aber nicht nur das Schmerzempfinden ist individuell bei jedem Menschen unterschiedlich, sondern auch der Umgang mit Leid variiert außerordentlich. Dieses Phänomen ist bei fast allen Erkrankungen zu beobachten, sogar wenn vermeintlich die gleichen Symptome vorliegen und die erhobenen Laborwerte und Röntgenbilder ähnlich sind.

Selbst die Beschwerden sind längst nicht immer gleich, auch wenn ihnen das gleiche Etikett angeheftet wird, wie sich schon bei banalen Erkältungen oder Bauchschmerzen zeigt – mal dominieren Husten und Schnupfen beim grippalen Infekt, mal hingegen Halsweh und Abgeschlagenheit. Mal stehen Übelkeit und mangelnder Appetit im Vordergrund, wenn der Leib rumort, mal sind es Verdauungsstörungen, Bauchgrimmen und große Flüssigkeitsverluste.

In der Medizin werden Krankheiten, die sich in schillernder Vielfalt zeigen und deswegen anfangs oft falsch diagnostiziert werden, als »Chamäleon« bezeichnet. Sie treten in unterschiedlichen Erscheinungsbildern auf, und manchmal gehören viel Geduld und diagnostischer Spürsinn dazu, um ihnen auf die Spur zu kommen. Der Morbus Hodgkin wird oft mit diesem Etikett versehen, die »Schmetterlingskrankheit« Lupus erythematodes ebenfalls.

In jüngster Zeit hat Covid-19 sich ebenfalls als äußerst wandlungsfähiges »Chamäleon« erwiesen und eindrucksvoll gezeigt, wie unterschiedlich die Beschwerden ausfallen können, auch wenn sie vom gleichen Erreger verursacht werden: Manche der Betroffenen haben gar nichts von einer Infektion mit Sars-CoV-2 bemerkt, andere mussten deshalb auf der Intensivstation behandelt werden oder sind sogar daran gestorben.

Mit Blick auf die Krankheitshäufigkeit, auf typische Ursachen und die Ausprägung der Beschwerden gibt es allerdings eine Unterscheidung, die von vornherein anzuerkennen wäre und das weitere Vorgehen in der Medizin sowie den Behandlungsplan mitbestimmen sollte: Frauen leiden zumeist anders als Männer, sie werden aus anderen Gründen krank, und die Mehrzahl der Krankheiten zeigt sich bei ihnen mit anderen Symptomen.

Wenn Frauen erkranken, unterscheiden sich auch die Prognose und der Genesungsverlauf oftmals von denen der Männer. Und Frauen reden anders über ihre Krankheit, sie gehen anders damit um, wenn sie befürchten, krank zu sein, oder wenn es um die weitere Therapie oder um Verhaltensänderungen geht, die sie befolgen sollen.

Dieses Phänomen zeigt sich nicht nur beim Herzinfarkt, der immer noch als typische Männerkrankheit gilt. Die Beschwerden, über die Frauen bei verstopften Kranzgefäßen typischerweise klagen und die sich von denen der Männer massiv unterscheiden können, die Benachteiligung, die sie in Diagnostik und Behandlung erfahren, werden in den nächsten Kapiteln ausführlich dargestellt. Diese Ungleichheit und Ungerechtigkeit in der Kardiologie markieren den Beginn der Gendermedizin und haben wesentliche Impulse gegeben, um die Unterschiede zwischen den Geschlechtern weiter zu ergründen und im medizinischen Alltag immer wieder einzuklagen.

Individuelle Medizin

Was haben zwei Diabetiker gemeinsam, außer einem entgleisten Blutzuckerspiegel? Wie ähnlich sind sich zwei Menschen, denen beiden ein künstliches Hüftgelenk verpflanzt wurde, wenn der eine aber darauf hofft, danach wieder einen Halbmarathon laufen zu können[9], während der andere schon froh ist, wenn er nach dem Eingriff die Treppen zu seiner Wohnung im zweiten Stock wieder beschwerdefrei bewältigen kann?

Diese beiden Beispiele machen deutlich, wie unterschiedlich Menschen krank sind und wie verschieden sie gesund werden und bleiben – das gilt auch dann, wenn ihnen die gleiche Diagnose zugeordnet wird und sie im Krankenhaus auf der gleichen Station landen und vielleicht sogar zur Therapie die gleichen Medikamente oder die gleiche Operation verordnet bekommen. Jede und jeder Kranke erlebt sein Leiden anders, und schnell zeigen sich individuelle Unterschiede in der Art und Ausprägung der Beschwerden, wie sie auf die Therapie ansprechen und im weiteren Genesungsverlauf.

Natürlich hat es sich bewährt, aufgrund langjähriger medizinischer Erfahrung in Diagnostik und Therapie Patienten zu Gruppen zusammenzufassen, um die typischen Merkmale einer Krankheit besser beschreiben zu können. Daraus ergeben sich klassische Symptome, statistische Mittelwerte und durchschnittliche Krankheitstage, die Aufschluss darüber geben, wie lange es zumeist dauert, bis eine Wunde vernarbt ist, eine therapeutische Medikamentenkonzentration erreicht wird oder ein Knochen so weit verheilt ist, dass er wieder voll belastet werden kann.

Bei solchen Angaben handelt es sich aber um statistische Durchschnittswerte. In der Medizin gleicht nie ein Fall dem anderen, genauso wie eine Therapie nie zu hundert Pro-

9 Illusorisch ist das nicht, wie prominente Beispiele zeigen: Der schottische Tennisprofi Andy Murray, Goldmedaillengewinner und ehemalige Nummer eins, ist wieder auf der ATP-Tennistour angetreten, nachdem er eine künstliche Hüfte verpflanzt bekommen hat.

zent hilft oder ein Risiko vollständig ausgeschlossen werden kann.

Diagnosen sind Zuschreibungen. Sie dienen als Hilfsmittel, die Ärzten die Zuordnung und Klassifizierung für das erleichtern sollen, was ihnen die Patienten mitteilen und was ihr körperlicher und seelischer Zustand verrät. In Frankreich gibt es im Medizinstudium das Fach »Sémiologie Médicale«, was so viel bedeutet wie medizinische Zeichenlehre. Es gilt, zunächst zu erkennen, mit welchen vielfältigen äußeren Anzeichen Menschen krank sein können und in welchen Symptomen sich das zeigen kann, bevor die Krankheiten an sich besprochen werden.

Als »Namen für ein unbekanntes Drama« hat der für die Psychosomatik in Deutschland prägende Arzt Thure von Uexküll Diagnosen einst bezeichnet. Diese Umschreibung deutet an, dass es darum geht zu erkennen, welche verborgenen Wirklichkeiten sich hinter den diagnostischen Zuschreibungen verbergen, welches vielfältige Erleben und welche Lebensumstände. Gute Ärztinnen und Ärzte bekommen diese Hintergründe im Gespräch mit den Kranken und während der Untersuchung mit und versuchen sie bis ins Detail zu verstehen.

»Es gibt eine Geschichte der Krankheit, die zumeist technisch naturwissenschaftlich erfasst wird – und die ist oft eine ganz andere als die Geschichte des kranken Menschen«, sagt die Frankfurter Allgemeinmedizinerin Gisela Volck über den Prozess der Diagnose. »Und in der Beziehung zwischen Arzt und Patient wird wieder eine neue Geschichte daraus.«

Oftmals verengt die Diagnose, die den Patienten wie ein Etikett und auf Dauer anhaftet, wenn sie einmal ausgesprochen und dokumentiert ist, jedoch den Blick darauf, wie es den Kranken tatsächlich geht und wie sich ein Leiden individuell bei ihnen ausprägt. Von Arztbrief zu Arztbrief und bei allen weiteren Behandlungen wird die Diagnose übernommen, oftmals ohne hinterfragt und gegebenenfalls überprüft zu werden.

Wird in der Wahrnehmung von Ärztinnen und Ärzten nur die männliche Symptomatik abgerufen, sobald eine bestimmte Diagnose gestellt ist, begrenzt dies zusätzlich die Perspektive, und das Leiden der Frauen kann in den Hintergrund geraten.

Denn so hilfreich die Erfahrungswerte auch sind, die gute Ärzte zum Anlass nehmen, um daraus individuelle Abweichungen zu erkennen und sie auf die Patientinnen und Patienten anzuwenden – zumeist sind sie aus der Untersuchung und Behandlung von Männern gewonnen worden. Männer prägen zu großen Teilen die Studieninhalte und das Lehrbuchwissen in der Medizin, sie gelten als Norm, als Standardmaß, als das, was gleichsam »natürlich« vorgegeben ist. Veränderungen in die eine oder andere Richtung orientieren sich am männlichen Maß.

Eine individuelle, auf die jeweilige Patientin und den jeweiligen Patienten zugeschnittene Medizin, die sich als »gendersensibel« versteht, muss diese systematische Verzerrung unbedingt berücksichtigen. Schließlich ist es – nicht nur in der Medizin – naheliegend und menschlich allzu verständlich, sich am Durchschnitt und damit an der Normalverteilung zu orientieren. Je größer die Abweichung davon ausfällt, desto irritierender ist das und desto stärker wird das Bedürfnis, diese Ausreißer zur Mitte hin zu »begradigen«. Mäßigung, also die Moderation hin zur Mitte, war über Jahrtausende das wesentliche Mittel, das die Medizin bei Krankheit und Leid bereithielt.

Wenn nun aber der männliche Standard und die an Männern erhobenen Werte, Befunde, Beschwerden und die zeitlichen Genesungsverläufe von Männern als Maßstab gelten und nicht jene der Frauen, besteht die Gefahr, die Befunde der Frauen und ihre Beschwerden mit den Ergebnissen und Symptomen der Männer zu vergleichen, sie daran anzupassen, sie zu beschönigen und zu unterschätzen – eben weil sie nicht dem entsprechen, was Ärztinnen und Ärzte laut Lehrbuch erwarten würden.

Diese Tendenz zur Mitte, die aber nun mal keine Mitte ist, weil die Frauen darin unterrepräsentiert sind, ist ein unbewusster Prozess, der dennoch eine starke Sogwirkung ausübt. Umso wichtiger ist es, sich dieser chronischen Schieflage in der alltäglichen Arbeit mit Patientinnen bewusst zu sein. Sonst droht Frauen womöglich große Gefahr, denn dadurch können Krankheiten übersehen, Diagnosen falsch gestellt und Therapien zu spät oder unangemessen eingeleitet werden. Es wird daher höchste Zeit, den individuellen Blick auch auf Geschlechterfragen zu lenken.

Kann man(n) das auch anders sehen?

Frauen sind medizinisch benachteiligt? Ist das tatsächlich so? Zumindest offiziell wird ja seit Jahrzehnten etwas dagegen getan. In Deutschland gab es beispielsweise schon früh ein Ministerium für die Belange der Frauen, also höchste Stellen, die sich für Frauen und ihre Interessen einsetzen – derzeit heißt es Bundesministerium für Familie, Senioren, Frauen und Jugend.

Die Vorgeschichte dieser Behörde ist etwas komplizierter, die Namen und Zuständigkeiten, die das Ministerium seit 1953 getragen hat, wechselten in rascher Folge und wiesen erstaunliche Kombinationen auf. Für Männer gab es eine entsprechende Behörde oder gar ein Ministerium jedenfalls bisher nicht, obwohl sie früher sterben und ihr Berufs- wie Alltagsverhalten zumindest aus gesundheitlicher Sicht oft höchst riskant ist.

Gegründet wurde das Bundesministerium 1953 als Bundesministerium für Familienfragen. 1957 wurde es um den Bereich Jugend erweitert und hieß fortan Bundesministerium für Familien- und Jugendfragen, ab 1963 dann Bundesministerium für Familie und Jugend. 1969 bekam es Zuwachs, und das Bundesministerium für Gesundheit wurde in das Bundesministerium für Familie und Jugend eingegliedert. Dies hielt bis 1991, dann wurde das Gesundheitsministerium wieder ausgegliedert.

Die Namen ab 1969 lauteten also Bundesministerium für Jugend, Familie und Gesundheit und ab 1986 Bundesministerium für Jugend, Familie, Frauen und Gesundheit. Das verbleibende Ministerium wurde in das Bundesministerium für Familie und Senioren und in das Bundesministerium für Frauen und Jugend aufgeteilt. Seit 1994 sind diese beiden Bereiche zusammengefasst, daraus folgte die bis heute gültige Benennung als Bundesministerium für Familie, Senioren, Frauen und Jugend.

Wenn die Lebenserwartung von Frauen knapp fünf Jahre unter jener der Männer liegen würde, ginge dann nicht sofort ein gigantischer Aufschrei durchs Land? Würden nicht im Handumdrehen Sonderkommissionen eingesetzt, Fördermittel verteilt und Planstellen geschaffen sowie umgehend ein Ministerium für Frauengesundheit und zur Verbesserung ihrer Lebens- und Gesundheitsverhältnisse gegründet?

Ist es also wirklich nötig, auf die Benachteiligung von Frauen in der Medizin hinzuweisen, wo doch Männer in vielerlei Hinsicht das schwächere Geschlecht sind, weniger Bildungsziele erreichen, von etlichen Krankheiten stärker bedroht sind und früher sterben?

Wenn es denn nur so einfach wäre! Die Benachteiligung von Frauen in der Medizin erschließt sich oftmals nicht auf den ersten Blick. Sie ist nicht so leicht zu erkennen wie die offensichtliche Ungerechtigkeit, dass Frauen für die gleiche Arbeit und bei gleicher Qualifikation häufig schlechter bezahlt werden. Das Problem liegt tiefer und zeigt sich oft auch in Bereichen der Medizin, in denen es gar nicht zu vermuten wäre. Die Benachteiligung kommt auch bei Krankheiten vor, bei denen zunächst keine Unterschiede zwischen den Geschlechtern zu erahnen sind.

Unerwartete Unterschiede

Andere Häufigkeiten, andere Ursachen, andere Beschwerden und andere Therapienotwendigkeiten für Frauen gibt es in fast jedem Bereich der Medizin, nicht nur dann, wenn das Herz schlappmacht, weil die Koronararterien verstopft sind und ein Infarkt droht. So leiden Frauen etwas häufiger als Männer an chronischen Nierenerkrankungen – das Verhältnis beträgt etwa zwölf Prozent zu zehn Prozent.

Die Ursachen dafür sind ebenfalls unterschiedlich: Bei Frauen ist häufiger eine Infektion der Grund für ein drohendes Nierenversagen, etwa eine Nierenbeckenentzündung oder eine Autoimmunerkrankung wie die Schmetterlingskrankheit Lupus. Bei Männern gehen chronische Nierenerkrankungen hingegen eher auf Leiden wie Bluthochdruck oder Diabetes zurück[10]. Zudem sind Frauen nach einer Schwangerschaft eher in Gefahr, chronisch nierenkrank zu werden, während bei Männern das Risiko mit zunehmendem Alter und dem dann sinkenden Testosteronspiegel steigt[11].

Das Bewusstsein, chronisch nierenkrank werden zu können und therapeutische Hilfe zu benötigen, ist aber trotz der gegenteiligen Häufigkeitsverteilung bei Männern offenbar stärker ausgeprägt als bei Frauen. Zumindest könnte dies erklären, warum sie öfter an der Dialyse behandelt werden als Frauen. Das Verhältnis, in dem sie die künstliche Blutwäsche in Anspruch nehmen, beträgt etwa 60 zu 40 zugunsten der Männer, wie eine große Studie aus zwölf Ländern, darunter auch Deutschland, gezeigt hat[12].

---

10 Carrero JJ, Hecking M, Chesnaye NC, Jager KJ: Sex and gender disparities in the epidemiology and outcomes of chronic kidney disease. Nature Reviews Nephrology 2018;14:151

11 Valdivielso JM, Jacobs-Cachá C, Soler MJ: Sex hormones and their influence on chronic kidney disease. Current Opinion in Nephrology and Hypertension 2019;28:1

12 Hecking M, Bieber BA, Ethier J, Kautzky-Willer A, Sunder-Plassmann G, Säemann MD, Ramirez SP, Gillespie BW, Pisoni RL, Robinson BM, Port FK: Sex-specific differences in hemodialysis prevalence and practices and the male-to-female mortality rate: the Dialysis Outcomes and Practice Patterns Study (DOPPS). PLoS Medicine 2014;11:e1001750

Allerdings hat sich in diversen Untersuchungen auch gezeigt, dass dies offenbar dem Wunsch nierenkranker Frauen entspricht. Sie wollen häufiger konservativ – also ohne Dialyse – behandelt werden. Vielleicht liegt das daran – und das wären wiederum gesellschaftliche und nicht biologische Gründe –, dass sie im Alter häufiger allein leben als Männer und die regelmäßigen Termine in einem Krankenhaus oder einem Dialysezentrum dadurch schwieriger einzuhalten sind, wenn niemand da ist, der einen begleitet.

Wenn sie dann doch an der Dialyse behandelt werden, schätzen Frauen ihre Lebensqualität als geringer ein, und sie berichten von schwereren Symptomen und Beeinträchtigungen als Männer. Ihre Sterblichkeit an der Dialyse ist demnach höher als jene der Männer; allerdings sind Frauen an der Dialyse im Durchschnitt auch älter und nehmen die Blutwäsche oftmals wohl erst dann in Anspruch, wenn sie sich gar nicht mehr vermeiden lässt.

Ein weiterer Aspekt, der zur Ungleichheit in der Nierenheilkunde beiträgt: Hartnäckig hält sich der medizinische Irrglaube, dass eine arterio-venöse Fistel bei Frauen aufgrund ihrer schmaleren Blutgefäße nicht so leicht anzulegen wäre wie bei Männern. Der Durchmesser der Venen und Arterien ist zwar bei Frauen im Mittel geringer, aber das ist für erfahrene Gefäßchirurgen kein Problem.

Die Fistel wird operativ – zumeist am Unterarm – als ein Kurzschluss zwischen einer Arterie und einer Vene geschaffen, über den der Zugang zur Dialyse einfacher erfolgen kann; schließlich muss das Gefäß regelmäßig mit einer Nadel punktiert werden. Eine Analyse aus den USA ergab, dass es für chronisch nierenkranke Frauen aus den genannten Gründen zwischen 20 und 46 Prozent weniger wahrscheinlich ist, eine solche Fistel angelegt zu bekommen[13].

Bemerkenswert ist aus Sicht der Geschlechtergerechtigkeit ein weiterer Unterschied, der eine mögliche Therapie von chronischen Nierenleiden betrifft: Frauen sind zwar häufiger bereit, sich als Spender für eine Organtransplantation zur Verfügung zu stellen als Männer. Sie erhalten aber selbst seltener ein Spenderorgan, werden also womöglich bei der Vergabe benachteiligt.

Diese Beispiele zeigen, dass es auch bei Krankheiten, bei denen es nicht auf den ersten Blick zu vermuten wäre, große Unterschiede zwischen den Geschlechtern geben kann. Sie erfordern andere Untersuchungen, andere Dosierungen in der Therapie und andere Perspektiven für die Patienten. Damit ist oftmals ein anderer medizinischer Zugang gefragt.

Die medizinischen Unterschiede zwischen den Geschlechtern, von denen in den letzten Jahren immer mehr bekannt geworden sind, müssen übrigens nicht zwangsläufig bedeuten, dass Frauen benachteiligt werden. Es ist aber unabdingbar, sie zu kennen, um Frauen wie Männern die optimale Versorgung zukommen zu lassen. Wichtig ist außerdem zu beachten, dass etwaige biologische Unterschiede nicht von Geburt an festgelegt sind, sondern sich in verschiedenen Lebensphasen verändern oder sogar umkehren können, sodass aus einem anfänglichen Vorteil später ein Nachteil werden kann.

---

13 Markell M, Brar A, Stefanov DG, Salifu MO: Gender disparity in fistula use at initiation of hemodialysis varies markedly across ESRD networks-Analysis of USRDS data. Hemodialysis International 2018;22:168

Auch die Leber leidet anders

Wenn es um Leberleiden geht, steht sofort übermäßiger Alkoholgenuss als Auslöser unter Verdacht – und Alkohol wird nun mal häufiger und heftiger von Männern als von Frauen konsumiert. Frauen haben auf den ersten Blick aber auch Vorteile, wenn es um andere Lebererkrankungen geht. So ist ihr Risiko um die Hälfte geringer, eine nicht alkoholbedingte Fettleber zu entwickeln als jenes von Männern[14]. Eine Fettleber erhöht wiederum das Risiko für schwere Komplikationen wie Leberfibrose und Leberzellkrebs.

Dieser biologisch bedingte Schutz, der besonders auf das Hormon Östrogen zurückzuführen ist, verschwindet allerdings nach der Menopause, sodass dann auch die Wahrscheinlichkeit für die Folgeerkrankungen steigt, besonders wenn die Wechseljahre schon früh begonnen haben.

Es stimmt, von alkoholbedingten Lebererkrankungen sind Männer häufiger betroffen als Frauen, schlicht weil Erstere mehr Alkohol konsumieren. Allerdings liegt die Dosis, ab der eine Lebererkrankung durch zu viel Alkohol droht, bei Frauen um die Hälfte niedriger als bei Männern[15]. Selbst wenn also eine Krankheit insgesamt bei Frauen deutlich seltener auftritt als bei Männern, können sie davon schwerer betroffen sein oder – wie auch im Fall von Lungenerkrankungen – durch äußere Giftstoffe stärker belastet werden und früher erkranken.

---

14 Lonardo A, Nascimbeni F, Ballestri S, Fairweather D, Win S, Than TA, Abdelmalek MF, Suzuki A: Sex Differences in Nonalcoholic Fatty Liver Disease: State of the Art and Identification of Research Gaps. Hepatology 2019;70:1457

15 Guy J, Peters MG: Liver disease in women: the influence of gender on epidemiology, natural history, and patient outcomes. Gastroenterology and Hepatology 2013;9:633

Generell ist festzustellen, dass Schadstoffe Frauen schneller und intensiver zusetzen als Männern.

Diese physiologischen und biologischen Feinheiten gilt es während der medizinischen Betreuung zu berücksichtigen, wie das Beispiel chronische Lebererkrankungen zeigt: Die unterschiedliche Fettverteilung, der bei Frauen und Männern verschiedene Hormonstatus wie auch die Beschaffenheit des Mikrobioms, also der Bakterienzusammensetzung im Darm, wirken sich auf die Häufigkeit und Schwere von Leberleiden (und etlichen anderen Krankheiten) aus. Dies gilt nicht nur für das jeweilige Risiko zu erkranken, sondern auch für die Prognose und den Verlauf sowie die Frage, ob sich aus einem chronischen Leberleiden eine Fibrose oder gar ein Tumor entwickelt.

Natürlich kommen Genderaspekte zu diesen physiologischen Faktoren hinzu, wenn es darum geht, die geschlechtsspezifischen Risiken von Männern und Frauen richtig einzuschätzen. Frauen ernähren sich im Durchschnitt weniger fettreich, nehmen dafür aber mehr Obst und Gemüse zu sich als Männer, was sich wiederum günstig auf ihr Darm-Mikrobiom, die Fettverteilung und die zelluläre Binnenstruktur ihrer Leber auswirkt[16].

Auch deshalb ist die Neigung zur Entwicklung einer Fettleber bei Frauen weniger ausgeprägt. Zudem trinken Frauen seltener und wenn doch, dann weniger Alkohol als Männer, was diesen wichtigen Risikofaktor für Lebererkrankungen bei ihnen ebenfalls senkt.

---

16 Varì R, Scazzocchio B, D'Amore A, Giovannini C, Gessani S, Masella R: Gender-related differences in lifestyle may affect health status. Annali dell'Istituto superiore di Sanità 2016;52:158

Alzheimer – das weibliche Risiko

Es ist nicht die Frage, ob bei einem Menschen das Gedächtnis nachlässt, sondern in welchem Alter. Kognitive Einschränkungen gehören zum natürlichen Alterungsprozess, weshalb der langjährige Chef der Psychiatrie am Klinikum rechts der Isar der TU München, Hans Förstl, in seinen Vorträgen gerne behauptet hat, dass die Menschen nur alt genug werden müssten, um alle irgendwann dement zu werden. Wann dies geschieht, in welchem Umfang und welcher Geschwindigkeit, ist allerdings von diversen genetischen, biologischen und soziokulturellen Faktoren abhängig – und vom Geschlecht.

Alzheimer und damit der häufigste Demenztypus trifft Frauen aus mehreren Gründen häufiger als Männer. Fast zwei Drittel der Alzheimer-Patienten in den westlichen Ländern sind Frauen. Als Todesursache rangiert die Alzheimer-Demenz bei Frauen mit 6,1 Prozent auf dem fünften Platz und bei Männern mit 2,6 Prozent auf dem siebten. Da Alter als der größte Risikofaktor für Alzheimer gilt, Frauen aber nun mal eine um mehrere Jahre längere Lebenserwartung haben als Männer und die Krankheit bei ihnen zudem früher beginnt, sind sie überproportional häufig davon betroffen[17].

---

17 Ferretti MT, Iulita MF, Cavedo E, Chiesa PA, Schumacher Dimech A, Santuccione Chadha A, Baracchi F, Girouard H, Misoch S, Giacobini E, Depypere H, Hampel H; Women's Brain Project and the Alzheimer Precision Medicine Initiative: Sex differences in Alzheimer disease – the gateway to precision medicine. Nature Reviews Neurology 2018;14:457
Nebel RA, Aggarwal NT, Barnes LL, Gallagher A, Goldstein JM, Kantarci K, Mallampalli MP, Mormino EC, Scott L, Yu WH, Maki PM, Mielke MM: Understanding the impact of sex and gender in Alzheimer's disease: A call to action. Alzheimers Dementia 2018;14:1171

Wer an Alzheimer erkranken wird und wann, lässt sich vorher nur schwer abschätzen, allerdings ist bekannt, dass Bluthochdruck während der Schwangerschaft und eine frühe Menopause das Risiko für eine Demenz erhöhen. Eine bestimmte Genvariante, die für die Zusammensetzung eines Fettpartikels aus dem Cholesterin-Stoffwechsel im Erbgut codiert, gilt bisher als wichtigster bekannter Risikofaktor für Alzheimer.

Diese als Apolipoprotein-E-epsilon-4-Genotyp (APOE-ε 4) bezeichnete genetische Variante geht damit einher, dass mehr Amyloid-Plaques im Gehirn der Betroffenen abgelagert werden. Die Plaques werden in der Folge nicht mehr ausreichend abgebaut und lagern sich im Hirngewebe an, was wiederum ein typisches morphologisches Merkmal dieser Demenzform ist und schon früh leichte kognitive Einschränkungen zur Folge haben kann.

Zwar gibt es keine Unterschiede in der Häufigkeit, mit der APOE-ε 4 bei den beiden Geschlechtern vorkommt, doch das Risiko, mit dieser Genvariante ab 65 Jahren an Alzheimer zu erkranken, ist bei Frauen ungefähr viermal so groß wie bei Männern[18]. Frauen, die eine Kopie dieses Gens abbekommen haben, unterliegen daher einem größeren Risiko als Männer – es entspricht ungefähr dem von Männern mit zwei Kopien dieses Risiko-Gens.

APOE-ε 4 erhöht bei Frauen zudem die Konzentration eines weiteren Risikofaktors – des phosphorylierten Tau-Proteins,

---

18 Neu SC, Pa J, Kukull W, Beekly D, Kuzma A, Gangadharan P, Wang LS, Romero K, Arneric SP, Redolfi A, Orlandi D, Frisoni GB, Au R, Devine S, Auerbach S, Espinosa A, Boada M, Ruiz A, Johnson SC, Koscik R, Wang JJ, Hsu WC, Chen YL, Toga AW: Apolipoprotein E Genotype and Sex Risk Factors for Alzheimer Disease: A Meta-analysis. JAMA Neurology 2017;74:1178

das sich intrazellulär in den Neurofibrillen findet. Es ist ein weiteres Abfallprodukt, das der Hirnstoffwechsel im Alter nicht mehr in ausreichender Menge entsorgen kann. Bei Menschen, die noch nicht kognitiv eingeschränkt sind, zeigen Frauen bei vermehrter Ablagerung von Amyloid auch eine frühere Akkumulation des Tau-Proteins – und damit zwei Kriterien, die auf eine baldige Alzheimer-Demenz hinweisen können.

Demenz – Frauen sind besser im Test, aber früher krank

Sobald die Alzheimer-Demenz klinisch manifest geworden ist, verläuft die Erkrankung bei Frauen in der Regel schneller als bei Männern. Dieses Phänomen ist bereits bei Vorformen der Demenz zu beobachten, die als milde kognitive Einschränkungen bezeichnet werden und progredienter verlaufen. Womöglich beruht dies jedoch darauf, dass Frauen einen Vorteil bei den verbalen Gedächtnistests haben, die fast überall zur Demenz-Diagnostik verwendet werden. Frauen schneiden darin regelmäßig besser ab als Männer.

Die bessere Performance in den Tests gereicht ihnen allerdings nicht zum Vorteil, sondern zum Nachteil, weil die Diagnose bei ihnen dadurch später gestellt oder womöglich gar übersehen wird (während sie bei Männern eventuell zu früh erfolgt). Diese Verzerrung erklärt vermutlich das Paradox, dass zwar mehr Männer die Diagnose milde kognitive Einschränkungen erhalten, also eine Vorstufe der Alzheimer-Demenz bei ihnen festgestellt wird, aber mehr

Frauen letztlich mit manifestem Alzheimer diagnostiziert werden[19].

Ein weiterer Gender-Aspekt, der die Alzheimer-Erkrankung und die damit einhergehende Krankheitslast betrifft, bezieht sich auf die Versorgung und Pflege erkrankter Angehöriger und die entsprechenden Rollenerwartungen. Mehr als zwei Drittel der Pflegenden sind Frauen, und selbst dann, wenn Männer ebenfalls in die Pflege eingebunden sind, verbringen Frauen erheblich mehr Zeit mit den Kranken als Männer. Diese Versorgungsarbeit wirkt sich körperlich, ökonomisch, aber auch psychisch negativ aus, und in der Folge leiden Frauen, die Angehörige pflegen, häufiger an Depressionen und Ängsten als Männer[20].

Aus früheren Studien ist bekannt, dass die körperlich-seelische Last durch die Pflege sich nicht nur auf Schmerzen im Kreuz und allgemeine Erschöpfungssymptome beschränkt. Schließlich ist es psychisch äußerst belastend, mitzuerleben, wie ein naher Angehöriger nach und nach seine geistigen Fähigkeiten verliert und auch keinerlei Hoffnung mehr besteht, dass sich das Krankheitsbild jemals wieder bessert. Diese trüben Aussichten bedeuten chronischen Stress für pflegende Angehörige und führen oft zu andauernder Niedergeschlagenheit, die alle Symptome einer Depression annehmen kann.

---

19 Sundermann EE, Maki P, Biegon A, Lipton RB, Mielke MM, Machulda M, Bondi MW; Alzheimer's Disease Neuroimaging Initiative: Sex-specific norms for verbal memory tests may improve diagnostic accuracy of amnestic MCI. Neurology 2019;93:e1881
Sundermann EE, Biegon A, Rubin LH, Lipton RB, Landau S, Maki PM: Does the female advantage in verbal memory contribute to underestimating Alzheimer's disease pathology in women versus men? Journal of Alzheimers Disease 2017;56:947

20 Ma M, Dorstyn D, Ward L, Prentice S: Alzheimers' disease and caregiving: a meta-analytic review comparing the mental health of primary carers to controls. Aging and Mental Health 2018;22:1395

Wie vielfältig sich diese langfristigen Stimmungstiefs körperlich auswirken, haben diverse Versuche mit Freiwilligen gezeigt: Wer demenzkranke Angehörige oder Ehepartner pflegte, zeigte demnach deutliche Störungen in der Wundheilung, war schmerzempfindlicher und schlief schlechter. Oberflächliche kleine Wunden auf dem Unterarm, die sich die Probanden freiwillig zufügen ließen, verschorften deutlich langsamer und waren signifikant später abgeheilt als bei Gleichaltrigen, die keine demenzkranken Familienmitglieder pflegten[21].

Obwohl es keine wirksamen Behandlungsmöglichkeiten gegen Alzheimer-Demenz gibt, werden Frauen in der Therapie dieser Alterserkrankung benachteiligt. Jene Medikamente, von denen eine lindernde Wirkung erwartet werden könnte und in die zahlreiche Patienten Hoffnungen setzen, auch wenn die bisherigen Ergebnisse widersprüchlich sind, bekommen Frauen seltener als Männer in der richtigen Dosierung verabreicht. Zudem erhalten sie öfter Medikamente, die ihre kognitive Funktion zusätzlich beeinträchtigen können, statt sie zu stärken oder wenigstens zu erhalten[22].

Das Beispiel Alzheimer-Demenz zeigt, dass Frauen, obwohl die Erkrankung bei ihnen häufiger auftritt und sie in jüngerem Alter daran leiden als Männer, tendenziell eher eine schlech-

---

21 Wilson SJ, Padin AC, Bailey BE, Laskowski B, Andridge R, Malarkey WB, Kiecolt-Glaser JK: Spousal bereavement after dementia caregiving: A turning point for immune health. Psychoneuroendocrinology 2020;118:104717
Wilson SJ, Padin AC, Birmingham DJ, Malarkey WB, Kiecolt-Glaser JK: When Distress Becomes Somatic: Dementia Family Caregivers' Distress and Genetic Vulnerability to Pain and Sleep Problems. Gerontologist 2019;59:e451

22 Zhu L, Rochon PA, Gruneir A, Wu W, Giannakeas V, Austin PC, Stall NM, McCarthy L, Alberga A, Herrmann N, Gill SS, Bronskill SE: Sex Differences in the Prevalent Use of Oral Formulations of Cholinesterase Inhibitors in Older Adults with Dementia. Drugs Aging 2019;36:875

tere Versorgung, Diagnostik und Therapie erfahren. Teilweise sind es biologische Faktoren, die von Ärzten nicht ausreichend berücksichtigt werden, teilweise auch typische Rollenerwartungen und ein entsprechendes Rollenverhalten, die dazu beitragen, dass Frauen benachteiligt werden.

Es gilt, wie bei allen Erkrankungen, nicht nur zu beachten, wer wie häufig und in welchem Alter betroffen ist, sondern auch zu erkennen, wo falsche diagnostische Standards und therapeutische Fehler eine gute Versorgung bedrohen.

Diabetes - die Zuckerkrankheit der Geschlechter

Diabetes ist eine Volkskrankheit. Weltweit sind Abermillionen Menschen davon betroffen, besonders in den industrialisierten Ländern, aber auch anderswo auf der Welt. Besonders massiv sind die Zuwachsraten in den Mega-Metropolen der Schwellenländer, wo sich der Lebensstil in den letzten Jahren dramatisch verändert hat. Vorwiegend sitzende Tätigkeiten, stundenlange Anfahrtswege im Auto oder öffentlichen Nahverkehr und veränderte Ernährungsgewohnheiten fordern dort ihren Tribut.

In Deutschland sind inzwischen sechs bis sieben Millionen Menschen von Diabetes mellitus betroffen, wie die Erkrankung offiziell heißt. Tendenz steigend; in manchen Schätzungen werden bis zu zehn Millionen Diabetiker bis zum Jahr 2050 prognostiziert. Unter den Diabetikern in Deutschland befinden sich 700 000, die am zumeist in der Kindheit oder Jugend beginnenden Typ-I-Diabetes leiden, die restlichen 90 Prozent sind von Typ-II-Diabetes betroffen.

Die »Zuckerkrankheit«, wie sie im Volksmund bezeichnet wird, gilt als typisches Wohlstandsleiden, was jedoch allenfalls für den Typ-II-Diabetes zutrifft. Starkes Übergewicht und Bewegungsmangel sind die wichtigsten Risikofaktoren, die sich beeinflussen lassen, und die Wahrscheinlichkeit, an Typ-II-Diabetes zu erkranken, nimmt mit dem Alter zu. Allerdings spielt die Veranlagung, also die Genetik, auch beim sogenannten Altersdiabetes eine entscheidende Rolle.

Wer keine genetische Disposition für die Erkrankung hat, wird auch bei Übergewicht und einer Vorliebe für Süßes nicht zwangsläufig an dem Leiden erkranken. Typ-I-Diabetes, an dem hauptsächlich Jugendliche und junge Erwachsene erkranken, ist hingegen eine Autoimmunerkrankung, die überhaupt nicht auf einen bestimmten Lebensstil zurückgeführt werden kann.

Diabetiker haben es in der Medizin nicht leicht; sie haben mit etlichen Vorurteilen zu kämpfen. Weil es einige Patienten gibt, die sich nicht an die Therapie und die Ernährungsvorgaben im richtigen zeitlichen Abstand zur Insulinspritze halten und immer wieder mit lebensgefährlichem Über- oder Unterzucker notfallmäßig in die Klinik eingeliefert werden müssen, werden Zuckerkranke oftmals als »therapieresistente« und schwierige, manchmal sogar als geistig limitierte Patienten abgestempelt, für die in der Folge womöglich weniger diagnostische und therapeutische Sorgfalt und Aufmerksamkeit aufgebracht wird als für andere Patienten.

Seit den 1980er-Jahren gab es etliche Erleichterungen für Diabetes-Patienten. Die Blutzuckermessungen wurden durch neue Messgeräte und den diagnostischen Stich in die Fingerkuppe einfacher und exakter, zuvor war die Bestimmung nur ungenau im Urin möglich. Mittlerweile gibt es Sensoren am Oberarm, die den Blutzucker kontinuierlich messen. »Diabetes ist zu einer chronischen Erkrankung geworden«, sagt der Medizinhistoriker Thomas Schlich von der McGill University in Montreal. »Patienten können am Leben erhalten werden, benötigen aber Insulin für den Rest ihres Lebens. Das gilt auch für andere Leiden, etwa viele Krebserkrankungen. Kritiker sprechen von einer Halfway Technology, die das Problem nur zur Hälfte löst.«

Auch das Spritzen ist bequemer geworden. In den 1980er-Jahren setzte sich gentechnisch hergestelltes Insulin durch, das besser verträglich war und das zuvor aus Tieren gewonnene Hormon ablöste. Pens erlaubten die einfachere Dosierung. Kranke konnten im Restaurant sitzen bleiben, kurz das T-Shirt hochziehen und sich Insulin spritzen. Zuvor mussten sie auf der Toilette erst die Spritze aufziehen.

In den 90er-Jahren kamen lang- und kurzwirksame Insuline auf den Markt, der Austausch einiger Aminosäuren des Hormons machte es möglich, die zeitliche Wirkung besser zu dosieren. Damit konnten Patienten die Insulingabe an ihren Alltagsrhythmus anpassen und wurden selbstständiger. Vorher war es andersherum, die Kranken mussten sich mit dem Essen penibel nach dem starren Insulin-Schema richten.

Zur besseren Bewältigung des Alltags helfen auch Insulinpumpen, kleiner als eine Zigarettenschachtel, die am Körper getragen werden und über einen Schlauch zu einem Mini-Katheter in der Bauchdecke führen, wo sie das Hormon kontinuierlich abgeben. In Deutschland tragen allerdings nur 100 000 Diabetiker eine Pumpe, und noch immer werden mehr als 20 000 Zuckerkranken jährlich die Füße amputiert, weil die Spätfolgen der Krankheit die Nerven und Gefäße in den Unterschenkeln zerstört haben. Wenn die Patienten wissen, was sie tun müssen, können sie ihre Therapie selbst steuern. Früher haben das Ärzte machen müssen.

Dazu müssen sich Betroffene allerdings mit ihrer Krankheit und ihrem Körper beschäftigen. Das ist komplex, aber nicht kompliziert, sagen Diabetes-Experten. Was die Bereitschaft dazu angeht, gibt es Unterschiede zwischen den Geschlechtern, schichtenspezifisch und individuell. Für eine gute Versorgung dieser Krankheit ist es wichtig, alle diese Differenzen zu beachten – und nebenbei sich genauso gründlich um die Zuckerkranken zu kümmern wie um die restlichen Kranken und sie nicht als geistig besonders schwerfällige Klientel abzustempeln, wie dies leider noch manchen medizinischen Vorurteilen entspricht.

Die Nachteile der Diabetikerinnen

Frauen sind etwas seltener von Diabetes betroffen als Männer. Typ-II-Diabetes, auch als Altersdiabetes bekannt, ist mit 3,2 Prozent die sechsthäufigste Todesursache für Männer und mit 2,7 Prozent die siebthäufigste für Frauen, wobei es besonders die Herz-Kreislauf-Komplikationen sind, die sich lebensbegrenzend auswirken[23]. In jüngeren Jahren sind Frauen öfter vom Typ-II-Diabetes betroffen, in mittleren Jahren hingegen die Männer. Im Alter ist das Geschlechterverhältnis dann wieder weitgehend ausgeglichen[24]. Mit nachlassenden Hormon-

23 Gregg EW, Gu Q, Cheng YJ, Narayan KM, Cowie CC: Mortality trends in men and women with diabetes, 1971 to 2000. Annals of Internal Medicine 2007;147:149

24 Huebschmann AG, Huxley RR, Kohrt WM, Zeitler P, Regensteiner JG, Reusch JEB: Sex differences in the burden of type 2 diabetes and cardiovascular risk across the life course. Diabetologia 2019;62:1761
Kautzky-Willer A, Harreiter J, Pacini G: Sex and gender differences in risk, pathophysiology and complications of type 2 diabetes mellitus. Endocrinology Review 2016;37:278

spiegeln und Absinken der Östrogen- wie der Testosteronkonzentration im Alter sind beide Geschlechter ähnlich anfällig für Diabetes.

Eine gestörte Glukose-Toleranz, die als Vorform einer Diabetes-Erkrankung gilt, kommt bei Frauen häufiger vor als bei Männern. Darunter wird eine erhöhte Blutzuckerkonzentration verstanden, zu der es kommt, weil das Insulin die Glukose nicht mehr ausreichend schnell oder in ausreichender Menge in die Zellen transportieren kann. Der Glukosespiegel im Blut von Gesunden steigt nach dem Essen kaum über 140 Milligramm pro Deziliter, nüchtern liegt er unter 100.

Bei Diabetikern werden diese Werte hingegen deutlich überschritten und können unbehandelt schon mal bei 300 oder 400 Milligramm pro Deziliter liegen. Zwar sind Männer insgesamt etwas häufiger von Herz-Kreislauf-Erkrankungen betroffen als Frauen, doch sobald sie an Diabetes erkrankt sind, drohen Frauen die heftigeren Komplikationen an Herz und Gefäßen, wofür es verschiedene biologische Gründe gibt[25].

Einerseits verläuft die Entwicklung vom normalen Blutzuckerspiegel über einen Prä-Diabetes zur manifesten Diabetes-Erkrankung bei Frauen schneller, heftiger und rasan-

---

25 de Ritter R, de Jong M, Vos RC, van der Kallen CJH, Sep SJS, Woodward M, Stehouwer CDA, Bots ML, Peters SAE: Sex differences in the risk of vascular disease associated with diabetes. Biology of Sex Differences 2020;11:1
Regensteiner JG, Golden S, Huebschmann AG, Barrett-Connor E, Chang AY, Chyun D, Fox CS, Kim C, Mehta N, Reckelhoff JF, Reusch JE, Rexrode KM, Sumner AE, Welty FK, Wenger NK, Anton B; American Heart Association Diabetes Committee of the Council on Lifestyle and Cardiometabolic Health, Council on Epidemiology and Prevention, Council on Functional Genomics and Translational Biology, and Council on Hypertension: Sex Differences in the Cardiovascular Consequences of Diabetes Mellitus: A Scientific Statement From the American Heart Association. Circulation 2015;132:2424

ter[26]. Eine stammbetonte Fettleibigkeit und Insulinresistenz der Zellen äußert sich alsbald in Störungen der Endothelfunktion – die Gefäßinnenwand ist weniger elastisch, bekommt Risse und lagert Kalk und Fettmoleküle ein, woraufhin sie immer enger wird und zu verstopfen droht[27].

Auch die Blutgerinnung wird früh beeinträchtigt, und die Entzündungswerte steigen an, was wiederum Fettstoffwechselstörungen und Bluthochdruck zur Folge haben kann. Die genannten Faktoren addieren sich nicht etwa nur zu einem erhöhten kardiovaskulären Risiko, sondern sie multiplizieren sich zu einer Gefahr für die Arterien und das Herz.

Obwohl Frauen in Hinblick auf die Diabetes-Entwicklung biologisch benachteiligt sind, sobald die Kaskade in Richtung Diabetes einmal begonnen hat, werden die Vorstufen der Erkrankung wie auch die kardiovaskulären Risikofaktoren bei Frauen unterdiagnostiziert und unterbehandelt[28]. Womöglich wirkt sich hier wieder einmal die verbreitete Fehleinschätzung aus, wonach Frauen seltener von Krankheiten an Herz und Gefäßen betroffen sind. Auch aus diesen Gründen ist Diabetes bei

---

26 Peters SA, Huxley RR, Woodward M: Diabetes as risk factor for incident coronary heart disease in women compared with men: a systematic review and meta-analysis of 64 cohorts including 858 507 individuals and 28 203 coronary events. Diabetologia 2014;57:1542

27 de Ritter R, Sep SJS, van der Kallen CJH, Schram MT, Koster A, Kroon AA, van Greevenbroek MMJ, Eussen SJPM, Dagnelie PC, de Jong M, Vos RC, Woodward M, Bots ML, Peters SAE, Stehouwer CDA: Adverse differences in cardiometabolic risk factor levels between individuals with pre-diabetes and normal glucose metabolism are more pronounced in women than in men: the Maastricht Study. BMJ Open Diabetes Research and Care 2019;7:e000787

28 Wannamethee SG, Papacosta O, Lawlor DA, Whincup PH, Lowe GD, Ebrahim S, Sattar N: Do women exhibit greater differences in established and novel risk factors between diabetes and non-diabetes than men? The British Regional Heart Study and British Women's Heart Health Study. Diabetologia 2012;55:80

Frauen ein größerer Risikofaktor für Herzinfarkt, Herzinsuffizienz, Schlaganfall, Krebs und Demenz als bei Männern[29].

Für die Behandlung wären das entscheidende Hinweise, die alle Ärztinnen und Ärzte beachten sollten, denn auch die Sterblichkeit an Diabetes ist bei Frauen größer als bei Männern, sobald sie erkrankt sind. Bereits zum Zeitpunkt der Erstdiagnose ist es wahrscheinlich, dass bei Frauen mit Diabetes die Arteriosklerose, wie die Gefäßverkalkung in der Medizinersprache genannt wird, weiter fortgeschritten ist als bei Männern und dementsprechend auch offensiver therapiert werden sollte.

Allerdings gibt es auch in der medikamentösen Therapie geschlechtertypische Feinheiten zu beachten. Hier gilt, dass nicht alle Arzneimittel bei allen Frauen gleich gut wirken, sondern auf die individuelle Stoffwechselsituation und die körperlichen Voraussetzungen abgestimmt werden sollten: So lässt sich bei schlanken Frauen mit Diabetes der Blutzuckerspiegel mit Medikamenten aus der Gruppe der Sulfonylharnstoffe schlechter kontrollieren als bei schlanken Männern. Bei übergewichtigen Frauen mit Diabetes hingegen wird der Blutzucker mit der Substanzgruppe der Glitazone besser gesenkt als bei übergewichtigen Männern[30].

---

29 Gouni-Berthold I, Berthold HK, Mantzoros CS, Böhm M, Krone W: Sex disparities in the treatment and control of cardiovascular risk factors in type 2 diabetes. Diabetes Care 2008;31:1389
Ohkuma T, Komorita Y, Peters SAE, Woodward M: Diabetes as a risk factor for heart failure in women and men: a systematic review and meta-analysis of 47 cohorts including 12 million individuals. Diabetologia 2019;62:1550

30 Dennis JM, Henley WE, Weedon MN, Lonergan M, Rodgers LR, Jones AG, Hamilton WT, Sattar N, Janmohamed S, Holman RR, Pearson ER, Shields BM, Hattersley AT; MASTERMIND Consortium: Sex and BMI Alter the Benefits and Risks of Sulfonylureas and Thiazolidinediones in Type 2 Diabetes: A Framework for Evaluating Stratification Using Routine Clinical and Individual Trial Data. Diabetes Care 2018;41:1844

DIE FRAU, DAS UNBEKANNTE WESEN - KEIN FALL FÜR DIE FORSCHUNG

An fast jeder Krankheit können sowohl Frauen als auch Männer leiden, aber auch für fast jede Krankheit gilt: Die typischen Beschwerden von Mann und Frau unterscheiden sich; auch die Intensität und die Schwere der Symptome fällt oftmals ganz verschieden aus.

Außerdem gibt es unterschiedliche Häufigkeiten; nicht alle Leiden befallen Männer wie Frauen ähnlich oft. Klinische Symptome unterscheiden sich nicht nur im Fall von Herzbeschwerden, die als Paradebeispiel dafür gelten, dass Frauen in der Medizin später und schlechter behandelt werden, sondern auch bei zahlreichen anderen Erkrankungen, etwa Parkinson, Schlaganfall oder Gehirnischämie.

Die folgenden Beispiele zeigen eindrucksvoll, dass es nicht nur an den unterschiedlichen Symptomen liegt, wenn Frauen schlechter behandelt werden. Bisher werden die abweichende Ausprägung der Beschwerden oder der variierende Heilungsverlauf kaum wissenschaftlich untersucht. Da Krankheiten und Symptomenkomplexe über Jahrhunderte nahezu ausschließlich an Männern erforscht wurden, fällt das medizinische Wissen über Frauen dramatisch schlechter aus. Erst in den letzten fünf Jahren wurden umfangreiche Forschungsprojekte ins

Leben gerufen, die sich gezielt und systematisch diesen Unterschieden widmen und so die Versorgung von Frauen verbessern helfen.

Unfaire Verteilung

Beispiele für eine unterschiedliche Häufung von Krankheiten gibt es viele. So leiden Frauen im Durchschnitt dreimal häufiger an Autoimmunerkrankungen als Männer, trotzdem sind diese Leiden bei Frauen vergleichsweise weniger erforscht und werden oftmals als psychosomatische Beschwerden abgetan. Die Unterschiede in der Krankheitshäufigkeit sind teilweise erheblich, so sind von den Autoimmunleiden Sjögren-Syndrom, Lupus Erythematodes, Sklerodermie und der Schilddrüsenerkrankung Hashimoto-Thyreoiditis zu etwa 80 Prozent Frauen und nur zu 20 Prozent Männer betroffen. Auch die vergleichsweise häufigen Leiden Multiple Sklerose und Chronische Polyarthritis treten zu fast zwei Dritteln bei Frauen und zu nur einem Drittel bei Männern auf.

Dieser Umstand ist für Autoimmunerkrankungen besonders relevant, denn es ist schon länger bekannt, dass die Immunantwort von Frauen auf ein fremdes oder körpereigenes Antigen heftiger und intensiver ausfällt als bei Männern, was ihre verstärkte Neigung zu Autoimmunerkrankungen erklären könnte[31]. Die Sexualhormone, besonders Östrogen, aber auch Progesteron und Testosteron, modulieren die Aktivität

31 Oertelt-Prigione S: The influence of sex and gender on the immune response. Autoimmunity Reviews 2012;11:A479

der verschiedenen Immunzellen sowohl quantitativ als auch qualitativ.

Ergänzend dazu ist klinisch tätigen Ärztinnen und Ärzten schon länger aufgefallen, dass Frauen stärker auf eine Immuntherapie reagieren und bei dieser Behandlung häufigere und heftigere Nebenwirkungen zeigen[32]. Zugleich wirken jene Behandlungsformen, bei denen einzelne Akteure des Immunsystems pharmakologisch unterdrückt werden, bei Frauen nicht so gut wie bei Männern.

Diesen Nachteilen steht wiederum gegenüber, dass Frauen auf Impfungen besser reagieren und mehr hilfreiche Antikörper bilden – ein Phänomen, das beispielsweise von der Grippe-Impfung bekannt ist. Das Immunsystem reagiert also bei Frauen auf vielfältige Weise anders als bei Männern. Die genannten Aspekte verdeutlichen, wie wichtig gerade in diesem Bereich der Medizin eine Forschung wäre, die sich den Eigenheiten und unterschiedlichen Voraussetzungen der Geschlechter stärker widmet.

Auch bei anderen Erkrankungen wie Magenkrebs zeigt sich, dass Frauen anders daran leiden als Männer. So ergab eine Studie an fast 3000 Krebskranken aus Südkorea – in Ostasien kommt Magenkrebs besonders häufig vor –, dass Frauen früher an dem Tumor erkrankten, häufiger an einer stark entarteten Form litten und deshalb häufiger an dem Krebs starben als Männer[33].

---

32 Klein SL, Morgan R: The impact of sex and gender on immunotherapy outcomes. Biology of sex differences 2020;11:24

33 Choi Y, Kim N, Kim KW, Jo HH, Park J, Yoon H, Shin CM, Park YS, Lee DH, Oh HJ, Lee HS, Park YS, Ahn SH, Suh YS, Park DJ, Kim HH, Kim JW, Kim JW, Lee KW, Chang W, Park JH, Lee YJ, Lee KH, Kim YH: Sex-based differences in histology, staging, and prognosis among 2983 gastric cancer surgery patients. World Journal of Gastroenterology 2022;28:933

Bei milder verlaufenden Subtypen von Magenkrebs hatten Frauen hingegen bessere Chancen, etwas länger zu überleben. Die Wissenschaftler aus Südkorea betonen in ihrem 2022 erschienenen Fachartikel, dass es bisher kaum Studien gibt, die sich den geschlechtsspezifischen Unterschieden in der Häufigkeit, Ausprägung und Prognose von Magenkrebs gewidmet haben.

Frauen haben ein um 70 Prozent höheres Risiko für Depressionen als Männer, werden aber in den klinischen Studien zu krankhafter Schwermut seltener untersucht. Einige Arzneistoffe, die in Medikamenten enthalten sind, wirken bei Frauen anders als bei Männern. So ist bekannt, dass Östrogen beispielsweise die Reizweiterleitung am Herzen beeinflusst. Aus diesem Grund können etliche Antidepressiva, die die QT-Strecke der Erregungsleitung verlängern, Nebenwirkungen am Herzen auslösen, die deshalb bei Frauen vermutlich häufiger vorkommen. Auch in diesem wichtigen therapeutischen Bereich sind noch viele Fragen ungeklärt.

Hier sind noch etliche Nachholarbeiten in der Forschung notwendig. Stefanie Joos, Direktorin des Instituts für Allgemeinmedizin und Interprofessionelle Versorgung am Universitätsklinikum Tübingen ist dazu in einem Forschungsprojekt »Frauengesundheit und Präventionsmedizin« tätig. »Es gibt eine Menge Aspekte, die für die gendersensible Gesundheit eine Rolle spielen«, sagt die Ärztin.

Defizite weltweit

Ein Ungleichgewicht in der Wahrnehmung und Erforschung von Krankheiten ist nicht nur in den wohlhabenden, westlichen Ländern zu beobachten, dieser Mangel trifft auch auf die ärmeren Teile der Welt zu. So ist eine Infektion mit dem HI-Virus in Afrika und der Karibik bei Frauen sechsmal häufiger und daher weitaus wahrscheinlicher als bei Männern. Trotzdem werden in den meisten Aids-Studien überproportional viele Männer untersucht. Die Frauen infizieren sich, aber an den Männern wird geforscht und getestet.

Auch die Sars-Epidemie von 2004, die von einem Vorgänger des Sars-CoV-2-Erregers ausgegangen ist und aus der Lehren für die Corona-Pandemie oder die Gefahren einer Covid-19-Erkrankung möglich gewesen wären, ist im Vergleich deutlich seltener bei Frauen untersucht worden als bei Männern.

Die Beispiele, in denen sich die Unterschiede zwischen Mann und Frau nachteilig für die Frauen auswirken, sind zahlreich. So ist etwa bekannt, dass die Mehrzahl aller Medikamente in starke Wechselwirkungen mit Alkohol tritt; zumeist wird die Wirkung dadurch abgeschwächt. Auf jeder Tablettenschachtel findet sich deshalb der entsprechende Warnhinweis. Die Wirkung der Arzneien verändert sich dadurch mitunter erheblich, manche werden wirkungslos, bei anderen verstärken sich jedoch die Effekte, oder es treten neuartige Nebenwirkungen auf, die ohne Alkoholkonsum nicht vorgekommen wären.

Seit Jahren gehört es zum Allgemeinwissen wie zur Alltagserfahrung, dass Frauen deutlich weniger Alkohol vertragen als Männer. Grob gesagt liegt der Schwellenwert für Frauen, von dem an Alkohol gesundheitlich bedenklich wird, im Vergleich zu den Männern bei weniger als der Hälfte. Doch obwohl dies keine neue Erkenntnis ist, wird die Bedeutung, die Alkohol und die unterschiedliche Toleranz der Geschlechter für die Medikamenteneinnahme von Frauen und vor allem für die Dosierung der Arzneimittel hat, kaum untersucht – es fehlen schlicht die Studien dazu. Eine geschlechtergerechte Arzneimittelforschung ist bisher nur rudimentär zu erkennen.

Ähnliches gilt für den Einfluss, den die Ernährung oder andere Veränderungen des Lebensstils auf Erkrankungen wie Krebs oder Herz-Kreislauf-Leiden haben. Nur in der Hälfte aller Krebsstudien wird unterschieden, wie Männer oder Frauen auf etwaige Umstellungen in der Ernährung, der Bewegung oder anderer veränderbarer Faktoren reagieren. Es ist ganz einfach: Wenn es die entsprechenden Daten nicht gibt, können auch keine medizinisch fundierten Empfehlungen daraus abgeleitet werden, was welchem Geschlecht am besten hilft. Manche medizinischen Ratschläge und Leitlinien beruhen daher auf einer völlig unzureichenden Datengrundlage – zumindest für die Hälfte der Menschheit.

Der ideale Versuchsteilnehmer

Ein Grund für diese Schieflage in der Wissenschaft und die weitgehend fehlende Berücksichtigung von Frauen findet sich seit Jahrzehnten in den Schwerpunkten, die sich die Forschung selbst gibt, was finanziell gefördert wird – und wie sie sich ihre Forschungsobjekte aussucht: Der Idealproband in den meisten klinischen Studien ist ein Mann – der junge, gesunde Student.

In den Krankenhäusern und Arztpraxen finden sich hingegen vorwiegend ältere Patienten – ältere Männer und ältere Frauen.

Wie sehr sich die typische Klientel in einer Hausarztpraxis oder auf einer Station der Inneren Medizin vom Idealprobanden unterscheidet, zeigt das Kurzporträt eines typischen Studienteilnehmers: Er ist Mitte 20, sportlich aktiv und weist keinerlei gesundheitliche Einschränkungen oder Krankheiten auf. Er hat kein Übergewicht, keine anderen Leiden oder Laster. Schwanger ist er zumeist auch nicht ... Diese Idealvorstellung von Studienprobanden, die sich tatsächlich überdurchschnittlich häufig (und oft aus Geldgründen) für die Forschung zur Verfügung stellen, spiegeln den Durchschnitt der Patienten ungefähr so gut wider wie Top-Models den Durchschnitt der Menschheit. »Medikamente sind nicht an Frauen geprüft und werden ihnen trotzdem gegeben wie Männern«, sagt Maria Beckermann vom Arbeitskreis Frauengesundheit.

»In klinische Studien werden immer noch viel zu wenig Frauen eingeschlossen«, sagt Vera Regitz-Zagrosek von der Charité in Berlin, die Pionierarbeiten auf dem Gebiet der Gendermedizin geleistet hat. »Sie sind mit 15 bis 18 Prozent noch immer deutlich unterrepräsentiert.« Und wenn Frauen in Studien vorkommen, finden nur selten geschlechtsspezifische Analysen statt, sodass nur in zwölf Prozent aller Studien geschlechtsspezifische Nebenwirkungen abgebildet werden.

In der Kardiologie hatte Regitz-Zagrosek schon in den 1990er-Jahren auf die schlechtere Behandlung von Frauen hingewiesen. »Die Herzmedizin hat den Vorteil, dass es einen sehr deutlichen Endpunkt gibt, nämlich den Tod«, so die Kardiologin. »Bei rheumatischen und immunologischen Erkrankungen, von denen Frauen viel häufiger betroffen sind als Männer, ist das schwieriger, und Geschlechtsunterschiede sind in diesem Bereich sehr schlecht untersucht.«

Dabei gebe es gerade immunologisch große Unterschiede zwischen Männern und Frauen, die auch darauf zurückgeführt werden, dass schwangere Frauen das Kind, das sie in sich tragen, ja nicht abstoßen sollen. Diese Eigenheiten des Immunsystems wirken sich auf diverse Krankheiten wie auch die Reaktion auf Impfungen aus – »hier gibt es noch keine guten Standards«. In der Schmerzforschung sei die Fachliteratur »noch völlig konfus«, was Geschlechtsunterschiede angehe. In der Onkologie bestünden ebenfalls enorme Defizite.

Natürlich wirkt der Contergan-Skandal nach, wenn es darum geht, diese freiwillig gewählte »falsche Balance« zu erklären – selbstverständlich wollen Ärzte und Wissenschaftler in klinischen Studien nicht das Risiko eingehen, dass zusätzlich zu der Frau auch noch das ungeborene Kind geschädigt wird. Das ist ein gewichtiges Argument, doch zu einfach, um es deswegen erst gar nicht zu versuchen, Frauen stärker in die Forschung einzubeziehen und damit verlässlichere Aussagen darüber zu erheben, wie sie welche Therapie vertragen und ob sie überhaupt wirksam bei ihnen ist. Der Contergan-Skandal wäre gerade ein Grund, genauer zu untersuchen, wie Medikamente bei Frauen wirken.

Der gegenwärtige Zustand ist alles andere als befriedigend. In der ersten Phase von Arzneimittelstudien geht es um die Sicherheit eines Medikaments und die angemessene Dosis. Dafür werden zumeist nur Männer genommen, weil sich bei Frauen eine Schwangerschaft und damit mögliche Gefahren für den Fetus nicht ausschließen lassen. Werden dann zu einem späteren Zeitpunkt der Studie doch noch Frauen einbezogen, bekommen sie Arzneimittel, die zuvor kaum oder gar nicht an ihrem Geschlecht getestet worden sind, was sie potenziell größeren Risiken aussetzt.

Noch weniger als Frauen in jüngeren Jahren werden übrigens ältere Frauen in der Forschung berücksichtigt. Auch dafür gibt es kaum gute Gründe. Schließlich können sie nicht mehr schwanger werden, und Zyklusschwankungen beeinflussen die Messergebnisse auch nicht mehr. Da ihre Lebenserwartung höher ist als die von Männern, brauchen ältere Frauen eigentlich umso mehr medizinische Betreuung und Therapie in der letzten Lebenshälfte, sodass Studien in diesem Themengebiet dringend nötig wären. Doch wie in so vielen Bereichen der Medizin fehlen aussagekräftige Daten nicht nur für Frauen insgesamt, sondern besonders für diese vulnerable Altersgruppe – weil sie schlicht zu selten erhoben werden.

Tierisch ungerecht

Tierversuche sind zwar ethisch umstritten und besonders in Forschungsbereichen entbehrlich, in denen es nicht um lebenswichtige Therapien oder essenzielle Grundlagenforschung geht, sondern um Lifestyle- und Pflegeprodukte. In der medizinischen Forschung haben sie allerdings ihren festen Platz. Zwar wird seit Jahren darauf hingearbeitet, die Anzahl der Experimente an und mit Tieren zu verringern, aber in einigen Bereichen kann bisher nicht komplett auf sie verzichtet werden.

In der klinischen Forschung und für Medikamentenstudien sind gelegentlich ebenfalls Tierversuche nötig, allerdings gelten hier besondere Einschränkungen. Schließlich sollte an den populären Merksatz aus dem Labor erinnert werden: Mice tell lies. Nun ist es zwar nicht wörtlich zu verstehen, dass Mäuse Lügen erzählen, aber irreführend sind ihre »Aussagen« im übertragenen Sinne schon.

Die Ergebnisse von bis zu 90 Prozent aller Tierversuche lassen sich nicht direkt auf den Menschen übertragen. Auch wenn sie in vielen Aspekten den Menschen ähnlich sind, reagieren Affen, Ratten oder Mäuse nun mal anders als Menschen, oder es wurden andere Faktoren in der Reaktion des Menschen auf neue Medikamente und Therapieverfahren nicht berücksichtigt.

Doch auch für jene Versuche mit Tieren, deren Nutzen weitgehend unbestritten ist, gelten diverse Einschränkungen. So werden weniger als zehn Prozent der Tierversuche an beiden Geschlechtern durchgeführt, kritisieren Forscherinnen wie Vera Regitz-Zagrosek.

Wenn bereits bei den Tierversuchen die weiblichen Mäuse, Kaninchen und Ratten ausgespart werden, schwindet die Aussagekraft solcher Experimente zusätzlich zu den sowieso zu beachtenden Limitationen solcher Studien. Dann lässt dies umso weniger Rückschlüsse auf die Wirkung und Sicherheit von Medikamenten und anderen Behandlungsformen bei Frauen zu.

MEIN HERZ, SO SCHWER – VERNACHLÄSSIGTE FRAUEN IN DER KARDIOLOGIE

Die 59-Jährige lag seit ein paar Tagen auf der Station für Innere Medizin, sie wurde dort wegen eines Gallenleidens behandelt. Schon bald würde sie entlassen werden. Doch auch nach der erfolgreichen Behandlung ihrer ursprünglichen Beschwerden klagte sie weiterhin. Sie litt jetzt neuerdings an Übelkeit, Unwohlsein und neu aufgetretenen, heftigen Rückenschmerzen. Klar, Beschwerden mit der Galle können sich schon mal in Unwohlsein und Appetitlosigkeit äußern und dass die Betten im Krankenhaus nicht jedem Rücken guttun, ist eine Banalität. Die Patientin aber sagte, »das ist das Herz, ich spüre das«.

Das Ärzteteam versuchte die Dame mit Hinweis auf die Galle und den Zustand der Matratzen zu beruhigen, doch die Patientin blieb beharrlich bei ihrer Deutung. Erst zögerlich und zunächst widerwillig begannen die Mediziner mit den einschlägigen kardiologischen Untersuchungen, und bald stellte sich heraus, dass die Patientin einen Hinterwandinfarkt erlitten hatte. Sie kannte sich und ihren Körper und wusste, dass diese Beschwerden nicht von der Galle kamen.

Die Ärztinnen und Ärzte auf der Station waren hingegen davon geprägt, wie sich die typischen Symptome eines Herzinfarktes äußerten – und zwar bei einem Mann. Dazu gehören

Brustenge sowie Schmerzen, die häufig in die linke Schulter oder bis zum Kinn ausstrahlen. Luftnot und eventuell kalter Schweiß wären auch typisch gewesen. Die Patientin passte schlicht nicht in das übliche Denkmuster und zu dem erlernten Wissen. Also konnte sie der medizinischen Lehre zufolge doch gar nicht an dem leiden, was sie selbst vermutete.

Es ist noch immer ein sehr weiter Weg, bis sich in der medizinischen Fachwelt die Erkenntnis durchsetzt, dass die Hälfte der Menschheit nicht zwangsläufig in die Denkmuster und Weltbilder der männlich geprägten Medizin passen muss. Jedenfalls nicht immer und nicht mit den gleichen Beschwerden. Manchmal zeigt sich die gleiche Krankheit mit ganz anderen Symptomen, und es muss ganz anders darauf reagiert werden. Diese Erkenntnis ist – und das macht sie umso bitterer – nicht neu, sondern bereits mehr als 30 Jahre alt.

Das Yentl-Syndrom

Bernadine Healy war bereits eine erfahrene Kardiologin, als ihr der Kragen platzte. Sie hatte während ihrer beeindruckenden Karriere zahlreiche Ruhmesstätten der amerikanischen Medizin kennengelernt und war dort in führenden Positionen tätig gewesen. Während ihrer Stationen an der Harvard University und der Johns Hopkins University in Baltimore hatte sie sich zunehmend auf das Thema Herzinfarkt spezialisiert.

Zu Beginn der 1990er-Jahre steuerte Healy auf den Höhepunkt ihrer Laufbahn zu. Sie wurde zur Direktorin der Nationalen Gesundheitsinstitute (NIH) der USA in Bethesda berufen, einem Vorort von Washington, D.C. Die NIH sind die führende Behörde für biomedizinische Forschung weltweit, ein einzigartiger Ballungsraum für kreative Wissenschaftler aus aller Welt, finanziell bestens ausgestattet – und zudem Dreh- und Angelpunkt der amerikanischen Wissenschafts- und Gesundheitspolitik.

Healy war sich ihrer Macht und ihres Einflusses in dieser Position natürlich bewusst. Zudem war der Titel des Artikels brillant gewählt, den sie kurz nach ihrem Amtsantritt publizieren sollte. Unter der Überschrift »The Yentl Syndrome« veröffentlichte sie im Juli 1991 im *New England Journal of Medicine*, der wichtigsten medizinischen Fachzeitschrift der Welt, ihre Anklage[34]. Sie bemängelte in dem Fachbeitrag, dass Herzinfarkte bei Frauen häufig übersehen würden, wenn sie nicht zufällig dieselben Symptome hätten wie die Männer – was allerdings, wie die medizinische Praxis zeigte, in vielen Fällen nun mal nicht zutraf.

Isaac Bashevis Singer führt in seiner Kurzgeschichte *Yentl*, die im 19. Jahrhundert spielt, vor Augen, dass sich Frauen schon als Männer verkleiden und wie solche verhalten müssen, um auch deren Vorteile zu genießen und – im Falle von Yentl – den Talmud studieren zu dürfen. Für den Herzinfarkt gilt Healy zufolge offenbar Ähnliches. Diese lebensbedrohliche Erkrankung wird bei Frauen offenbar nur dann wahrgenommen und angemessen behandelt, wenn sie in Symptomatik und Präsentation dem Leiden eines Mannes ähnelt.

Frauen müssen demnach erst beweisen, dass sie genauso herzkrank sind wie ein Mann, um in den Genuss derselben

34 Healy B: The Yentl Syndrome. New England Journal of Medicine 1991;325:274

Diagnostik und Therapie zu kommen. Dieser Preis sei entschieden zu hoch, beklagte Healy, die typischen Unterschiede in der Symptomatik zwischen Männern und Frauen müssten vielmehr endlich von der Medizin anerkannt und verbreitet werden. Unzählige Frauenleben könnten gerettet werden, wenn endlich das Bewusstsein dafür geschaffen würde, dass Frauen anders leiden als Männer.

Die seinerzeit vermutlich mächtigste Medizinerin der Welt veröffentlichte eine pointierte Analyse in der hochrangigsten Fachzeitschrift weltweit – dieser Fachartikel war einerseits ein Paukenschlag und dazu geeignet, die Medizin, zumindest aber die Kardiologie aufzurütteln. Doch danach veränderte sich andererseits erst einmal: gar nichts, beziehungsweise sehr wenig und das auch nur sehr langsam. Wie konnte das passieren?

Herz, Schmerz und Gefühl – unselige Traditionen

Frauen gelten als das emotionale Geschlecht. Ihnen wird oftmals mehr Herzensbildung und ein »gefühligeres« Wesen zugeschrieben als Männern. Zudem, so geht die Zuschreibung weiter, sind sie schon früh und ausdauernd in der Lage, über das zu reden, was sie bedrückt und ihnen auf der Seele lastet. Sie machen aus ihrem Befinden und ihren emotionalen Belastungen kein Geheimnis.

Sogar bei kleinen Ärgernissen und Zweifeln haben sie das Bedürfnis, ihren Gefühlen Ausdruck zu verleihen. Bereits in der Grundschule geht es in Gesprächen zwischen Mädchen oftmals darum, wer wen aus welchen Gründen nicht mehr so sehr mag wie früher und wie sie darauf am besten reagieren sollten. Die Jungs hingegen wollen Fußball spielen oder sich in diversen Wettbewerben messen. Das, worüber Mädchen und Jungen bevorzugt sprechen, unterscheidet sich also bereits in diesem Alter, und auch der Wortschatz bildet sich entsprechend aus.

Dass Frauen ihre psychische Not für sich behalten, alles in sich »hineinfressen« und aus ihrem Herzen eine Mördergrube machen, würde jedenfalls niemand vermuten. Ein solches Verhalten wird eher den Männern zugetraut, die selbst dann, wenn sie dazu aufgefordert werden, nicht gerne darüber reden, wie es ihnen geht und welche Gefühle gerade dominieren. Frauen hingegen haben die Fähigkeit und zudem oft auch weniger Scheu, von angenehmen wie unangenehmen Gefühlslagen zu berichten. Ihr verbales Repertoire ist entsprechend vielseitiger, und sie sind besser geübt darin, Emotionen auszudrücken.

Doch trotz dieser »herzlichen« und gefühlvollen Eigenschaften gilt das Herz der Frauen zumindest aus organischer Sicht als robust und stabil. Dabei ist das Zentralorgan ihrer Gefühlswelt massiv bedroht, denn gerade die Herz-Kreislauf-Beschwerden von Frauen werden dramatisch unterschätzt und vernachlässigt, sodass ihre Gesundheitsversorgung in diesem Bereich ausgesprochen schlecht ist.

Die offensichtlichen – und bis heute anhaltenden – Nachteile, denen Frauen in der Medizin begegnen, wenn ihre Herzen und Gefäße krank werden, haben sich schon vor Jahrzehnten als so eindeutig herausgestellt, dass sie den Startpunkt für die Anfänge der Gendermedizin in den 1990er-Jahren markieren. Bereits damals wurden erhebliche Unterschiede in der Diagnostik und Behandlung zwischen Männern und Frauen beobachtet, seitdem folgten Hunderte von Studien und Erhebungen, in denen die systematische Benachteiligung der Frauen in allen Bereichen der Herzmedizin belegt wurde.

Doch hat sich die Situation seitdem tatsächlich grundlegend für die Frauen verbessert? Obwohl spätestens seit den 1990er-Jahren bekannt ist, dass Frauen mit akuten Herzbeschwerden von der Medizin vernachlässigt und schlechter behandelt werden, zeigen aktuelle Analysen, dass sie immer noch mit zahlreichen Nachteilen zu rechnen haben, was die Diagnostik und Therapie angeht.

Die Nachteile umfassen die zeitliche Dauer, die Häufigkeit von therapeutischen Interventionen und die Qualität der Versorgung, weswegen Frauen bei einem Infarkt oder anderen massiven Herzerkrankungen auch schlechtere Überlebenschancen haben als Männer. Zudem sind ihre Risiken andere, was sich auch in Hinblick auf den Zucker- und Fettstoffwechsel immer deutlicher zeigt[35]. Dies wird im Folgenden anhand neuerer Forschungsdaten genauer ausgeführt.

Vielfaches Herzeleid durch unnötige Verzögerungen

Herzerkrankungen sind in den westlichen Industrienationen die Todesursache Nummer eins – in den USA sind darauf etwa 24 Prozent der Todesfälle der Männer und etwa 22 Prozent der Todesfälle von Frauen zurückzuführen. In Europa ist das Ver-

35 Gerdts E, Regitz-Zagrosek V: Sex differences in cardiometabolic disorders. Nature Medicine 2019;25:1657

hältnis ähnlich, es gibt allerdings ein erhebliches Nordost-Südwest-Gefälle. Besonders die Bewohner in Mittel-, Nord- und Osteuropa sind vom Infarkt bedroht und sterben früher daran. Im Süden und Westen, vor allem in Frankreich, Italien, Spanien und Portugal, kommt das Leiden hingegen seltener vor, und die Betroffenen erkranken später daran. Die Gefahren sind zwar für beide Geschlechter ähnlich groß, da aber geschlechtsspezifische Eigenheiten in der gesundheitlichen Versorgung zu wenig berücksichtigt werden, ist das Risiko für Frauen zusätzlich erhöht.

Weil Infarkte und die Gefahr durch verengte Kranzgefäße bei Frauen unterschätzt werden, sind sie auch benachteiligt, wenn es um andere Herzleiden geht. So trägt eine koronare Herzerkrankung erheblich zum Tod durch Herzinsuffizienz bei Frauen bei, vermutlich weil die Koronarverengung bei Frauen schlicht unterdiagnostiziert ist[36]. Und auch wenn Risikofaktoren wie Bluthochdruck und Diabetes für beide Geschlechter eine Gefahr darstellen, ist die Wahrscheinlichkeit, mit dieser Risikokonstellation einen Herzinfarkt zu erleiden, für Frauen größer als für Männer.

Von einer Herzinsuffizienz, im Volksmund Herzschwäche genannt, sind in absoluten Zahlen mehr Frauen als Männer betroffen, auch wenn sie erst in einem höheren Alter erkranken als Männer. Zehn Prozent aller Menschen jenseits der 65 Jahre leiden darunter. Die beiden Geschlechtern gemeinsamen Risikofaktoren Bluthochdruck und Diabetes wirken sich wiederum bei Frauen negativer aus als bei

36 Millett ERC, Peters SAE, Woodward M: Sex differences in risk factors for myocardial infarction: cohort study of UK Biobank participants. BMJ 2018;363:k4247

Männern und führen bei ihnen früher zu einer Herzschwäche[37].

Frauen sind im Durchschnitt älter als Männer, wenn sie einen Herzinfarkt erleiden, ein Vorteil, der lange auf den Östrogenschutz bis zu den Wechseljahren zurückgeführt wurde. Insgesamt ist die Sterblichkeit an einem Infarkt jedoch in jedem Jahr seit 1984 bei Frauen größer gewesen als bei Männern, wie Daten aus den USA zeigen[38]. Wenn sie einen Infarkt erleiden, wird dieser später erkannt und behandelt als bei Männern, und zudem ist es weniger wahrscheinlich für Frauen, dass bei ihnen schon vor dem Klinikaufenthalt die Diagnose Herzinfarkt gestellt wird[39].

Das wäre jedoch wichtig, weil dann bereits im Rettungswagen die ersten – womöglich lebensrettenden – therapeutischen Maßnahmen eingeleitet werden könnten und es zudem nach der Ankunft nicht zu Verzögerungen in der Klinik käme, weil erst die »richtige« Abteilung in der Notaufnahme gesucht werden und dort die Diagnose gesichert werden muss.

---

37 Regitz-Zagrosek V: Therapeutic implications of the gender-specific aspects of cardiovascular disease. Nature Reviews Drug Discovery 2006;5:425

38 Mehta LS, Beckie TM, DeVon HA, Grines CL, Krumholz HM, Johnson MN, Lindley KJ, Vaccarino V, Wang TY, Watson KE, Wenger NK; American Heart Association Cardiovascular Disease in Women and Special Populations Committee of the Council on Clinical Cardiology, Council on Epidemiology and Prevention, Council on Cardiovascular and Stroke Nursing, and Council on Quality of Care and Outcomes Research: Acute Myocardial Infarction in Women: A Scientific Statement From the American Heart Association. Circulation 2016;133:916

39 Bugiardini R, Ricci B, Cenko E, Vasiljevic Z, Kedev S, Davidovic G, Zdravkovic M, Miličić D, Dilic M, Manfrini O, Koller A, Badimon L: Delayed Care and Mortality Among Women and Men With Myocardial Infarction. Journal of the American Heart Association 2017;6:e005968

Nachteile auf allen Ebenen

In einer Studie mit mehr als 700 Patientinnen und Patienten zeigte sich, dass bei Frauen mit Verdacht auf einen Infarkt jeder Schritt im Krankenhaus länger in Anspruch nahm als bei Männern[40]. Sowohl die Zeit von der Ankunft in der Klinik bis zur Diagnose als auch die Zeit, die es anschließend brauchte, bis mittels Herzkatheter ein Ballon zur Aufweitung in das verengte Kranzgefäß geschoben worden war, dauerte bei Frauen länger als bei Männern, die einen Infarkt erlitten. Man könnte auf die Idee kommen, dass Frauen in Zeitlupe diagnostiziert und behandelt werden, während bei Männern die Versorgung im Zeitraffer stattfindet.

Insgesamt summierte sich durch diese Verzögerungen die »Door-to-Balloon«-Zeit (also die Zeit vom Betreten des Krankenhauses bis zur Platzierung des Ballons in den Koronararterien) bei Frauen auf 88 Minuten, während sie bei Männern 72 Minuten betrug. 16 Minuten, das klingt nicht nach besonders viel. Im Notfall können diese paar Minuten jedoch über Leben oder Tod entscheiden und für den Fall, dass die Kranken den Infarkt überleben, darüber, wie groß die möglichen Folgeschäden und Komplikationen ausfallen.

Für die Behandlung eines akuten Herzinfarktes wie eines Schlaganfalls gilt schließlich: »Time is brain.« Ist das Gehirn durch ein blockiertes Gefäß nach einem Schlaganfall oder eben den kompletten Kreislaufstillstand nach einem Infarkt nicht oder nicht ausreichend durchblutet, gehen mit jeder Minute,

---

40 Dreyer RP, Beltrame JF, Tavella R, Air T, Hoffmann B, Pati PK, Di Fiore D, Arstall M, Zeitz C: Evaluation of gender differences in Door-to-Balloon time in ST-elevation myocardial infarction. Heart Lung Circulation 2013;22:861

die dieser lebensbedrohliche Zustand zusätzlich andauert, zehn Prozent der kognitiven Leistungen verloren. Bei einer teilweisen Durchblutung, wie sie bei manchen Infarktpatienten noch gegeben ist, schreitet der Verlust auch entsprechend fort, fällt aber langsamer aus.

In den Leitlinien zur Behandlung eines Infarkts ist verankert, dass bei Verdacht auf einen kardiologischen Notfall die Diagnose mittels EKG möglichst noch *vor* dem Eintreffen der Kranken in der Klinik gestellt werden sollte, um die Patienten gleich in die richtige Abteilung lotsen zu können. Dies ist in fast allen Rettungswagen recht einfach möglich, sie sind technisch entsprechend ausgerüstet.

Doch leider wird längst nicht immer die Diagnose gestellt, bevor die Patienten in der Klinik eintreffen, wie eine Studie mit mehr als 800 Frauen und Männern mit Verdacht auf Infarkt aus den Niederlanden gezeigt hat[41]. Allerdings bleibt unklar, ob dieses Versäumnis darauf zurückzuführen ist, dass die Erstretter gar nicht auf die Idee gekommen sind, dass auch eine Frau einen Infarkt erleiden könnte, oder ob es daran lag, dass sie diese Diagnose nicht stellen konnten.

Die Folgen sind in jedem Fall erheblich: Während es bei der richtigen Diagnose vorab im Durchschnitt 88 Minuten dauerte, bis nach dem ersten Arztkontakt die womöglich lebensrettende Therapie mittels Ballondilatation im Herzkathe-

41 Mahmoud KD, Gu YL, Nijsten MW, de Vos R, Nieuwland W, Zijlstra F, Hillege HL, van der Horst IC, de Smet BJ: Interhospital transfer due to failed prehospital diagnosis for primary percutaneous coronary intervention: an observational study on incidence, predictors, and clinical impact. European Heart Journal Acute Cardiovascular Care 2013;2:166

terlabor begonnen werden konnte, waren es nach einer Einlieferung ohne Diagnose 155 Minuten. Fast doppelt so lange.

Die Patientinnen und Patienten mussten zunächst noch innerhalb des Krankenhauses in die richtige Abteilung verlegt werden – und in dieser Wo-werden-wir-endlich-richtig-behandelt-Gruppe fanden sich mehrheitlich Frauen; ihr Risiko für eine derartige Verzögerung lag um 58 Prozent über jenem der Männer. Etliche andere Studien haben diese Benachteiligungen für Frauen in ähnlicher Form bestätigt[42] und zeigen, dass oftmals wertvolle und womöglich lebensrettende Zeit vergeht, bis Frauen die Hilfe bekommen, die sie benötigen.

Diese Rankings und Zeitvergleiche im Rettungswesen sind keine statistischen Spielereien oder Geschlechterkonkurrenzen. Vielmehr führen die Unterschiede zu handfesten und lebensbedrohlichen Nachteilen für Frauen. Frauen werden später behandelt, weil ihre Diagnose nicht so früh feststeht oder es schlicht länger dauert, bis die Therapie beginnt, und diese verspätete Behandlung endet häufiger tödlich oder führt zu mehr Komplikationen und Hirnschäden als bei Männern, die im Durchschnitt deutlich früher die erforderliche Therapie bekommen.

Wenn sie einen Herzinfarkt überleben, aber womöglich eine Herzinsuffizienz davontragen, was eine typische Komplikation nach einem Infarkt sein kann, muss eine weitere Besonderheit in der Therapie für Frauen berücksichtigt werden:

42 Roswell RO, Kunkes J, Chen AY, Chiswell K, Iqbal S, Roe MT, Bangalore S: Impact of Sex and Contact-to-Device Time on Clinical Outcomes in Acute ST-Segment Elevation Myocardial Infarction-Findings From the National Cardiovascular Data Registry. Journal of the American Heart Association 2017;6:e004521

Für die optimale Behandlung einer Herzinsuffizienz benötigen Frauen eine niedrigere Dosis als Männer an Beta-Blockern wie auch an ACE-Hemmern und anderen die Herzfrequenz und den Blutdruck senkenden Medikamenten[43]. Oftmals ist die halbe Dosis ausreichend[44]. Doch auch diese Anpassungen in der Therapie sind bis heute keineswegs selbstverständlich.

Obwohl die entsprechenden Empfehlungen und Leitlinien seit Jahrzehnten bekannt sind und für Männer wie Frauen gleichermaßen gelten, zeigen diese und Dutzende weitere Studien, dass Frauen in der Kardiologie und Notfallmedizin immer noch schlechter behandelt werden als Männer. Das entspricht nicht dem Anspruch einer evidenzbasierten Medizin (EbM), deren Vertreter es sich seit den 1990er-Jahren zur Aufgabe gemacht haben, den optimalen wissenschaftlich belegten Standard für die Patientenversorgung zu beachten und im Alltag umzusetzen. Den Kriterien der EbM fühlen sich jedoch alle medizinischen Fachdisziplinen – auch die kardiologischen – seit Jahren verpflichtet.

Für die Benachteiligung von Frauen auf allen Ebenen der kardiologischen Akutversorgung gibt es sowohl biologische als

---

43 Santema BT, Ouwerkerk W, Tromp J, Sama IE, Ravera A, Regitz-Zagrosek V, Hillege H, Samani NJ, Zannad F, Dickstein K, Lang CC, Cleland JG, Ter Maaten JM, Metra M, Anker SD, van der Harst P, Ng LL, van der Meer P, van Veldhuisen DJ, Meyer S, Lam CSP; ASIAN-HF investigators, Voors AA: Identifying optimal doses of heart failure medications in men compared with women: a prospective, observational, cohort study. Lancet 2019;394:1254

44 Bots SH, Groepenhoff F, Eikendal ALM, Tannenbaum C, Rochon PA, Regitz-Zagrosek V, Miller VM, Day D, Asselbergs FW, den Ruijter HM: Adverse Drug Reactions to Guideline-Recommended Heart Failure Drugs in Women: A Systematic Review of the Literature. Journal of teh American College of Cardiology: Heart Failure 2019;7:258

auch gesellschaftliche Gründe, wie die Beispiele gezeigt haben und im Folgenden noch weiter ausgeführt wird. So verstopfen bei Männern tendenziell häufiger die größeren Koronargefäße, während es bei Frauen eher zu Störungen der mikrovaskulären Zirkulation kommt[45].

Dies könnte auch einer der Gründe für die oftmals beschriebenen unterschiedlichen Symptome sein, die Männer und Frauen bei einem Infarkt wahrnehmen und die Ärzte in die Irre leiten können. Zwar spüren beide Geschlechter häufig Schmerzen im Bereich des Brustkorbs, bei Frauen ist dieser jedoch oftmals hinten zwischen den Schulterblättern oder diffus im Rückenbereich lokalisiert, zudem kommen häufig Übelkeit sowie Atemnot hinzu. Männer zeigen hingegen öfter die klassischen Symptome mit einem vor allem linksseitig ausstrahlenden Brustschmerz vorne, der mit einem Engegefühl einhergeht und sich bis in die linke Schulter, aber auch in die Hals- oder Kinnregion erstrecken kann.

Schädliche Rollenbilder für Herzkranke

Neben den diversen biologischen Unterschieden zwischen Männern und Frauen gibt es auch gesellschaftlich geprägte Rollenbilder und Gender-Aspekte, die das Risiko für Frauen erhöhen, bei einem Infarkt schlechter behandelt zu werden. Denn Infarktpatientinnen werden von Ärzten schlechter behandelt als männliche Patienten. Werden sie von Ärztin-

45 Bairey Merz CN, Pepine CJ, Walsh MN, Fleg JL: Ischemia and No Obstructive Coronary Artery Disease (INOCA): Developing Evidence-Based Therapies and Research Agenda for the Next Decade. Circulation 2017;135:1075

nen behandelt, bringt das für Frauen keinerlei Nachteile mit sich[46].

Dieser inzwischen mehrfach dokumentierte Nachteil für Frauen, wenn sie von Männern behandelt werden, lässt sich übrigens einfach ausgleichen. Dazu müssten neben dem erstbehandelnden Mann zusätzlich auch Frauen im Team sein, und die Gruppen der Notversorger vom Rettungswagen bis zur Aufnahmestation sollten ebenfalls gemischtgeschlechtlich besetzt sein.

Ein weiteres Ungleichgewicht zwischen den Geschlechtern zeigt sich in der Herzmedizin auch auf dem Gebiet der Organtransplantation: Obwohl Frauen ähnlich häufig auf eine Spende angewiesen sind wie Männer, bekommen Männer häufiger ein Spenderherz verpflanzt. Dieser Umstand ist besonders bemerkenswert, weil Frauen unter den Spendern wiederum die Mehrheit stellen, sodass es hier womöglich eine Bevorzugung der männlichen Empfänger auf Kosten der Frauen gibt[47].

Die Bedeutung gesellschaftlich geprägter weiblicher Rollenmuster und Stereotype zeigte sich in einer weiteren Untersuchung: Demnach war das Risiko für akute Koronarbeschwerden besonders bei jenen Patienten erhöht, die feminine Persönlichkeitsmerkmale aufwiesen – unabhängig von ihrem tatsächli-

---

46 Greenwood BN, Carnahan S, Huang L. Patient-physician gender concordance and increased mortality among female heart attack patients. Proceedings of the National Academy of Sciences USA 2018;115:8569

47 Regitz-Zagrosek V, Oertelt-Prigione S, Prescott E, Franconi F, Gerdts E, Foryst-Ludwig A, Maas AH, Kautzky-Willer A, Knappe-Wegner D, Kintscher U, Ladwig KH, Schenck-Gustafsson K, Stangl V; EUGenMed Cardiovascular Clinical Study Group: Gender in cardiovascular diseases: impact on clinical manifestations, management, and outcomes. European Heart Journal 2016;37:24

chen biologischen Geschlecht[48]. Skepsis, Angst, Zurückhaltung galten den – übrigens überwiegend weiblichen – Studienautoren als typisch feminine Charakteristika, und diese schienen zumindest bei jüngeren Frauen die Symptome einer drohenden Verengung der Herzkranzgefäße zu verschlimmern.

Um sich mit den besonderen Gefahren zu beschäftigen, denen das Herz von Frauen in der Medizin ausgesetzt ist, muss daher zunächst mit etlichen Traditionen und Denkmustern gebrochen werden. Schließlich galt (und gilt) das Herz aus medizinischer Sicht als besonders empfindliches Organ der Männer. Nach dieser populären Ansicht sind sie es, denen der permanente Stress, die Überarbeitung im Beruf, allzu reichhaltiges und fettiges Essen und zu wenig Bewegung besonders zusetzen, sodass die Pumpe bei manchen von ihnen vor der Zeit schlappmacht.

Als typische »Managerkrankheit« wurde und wird der Herzinfarkt angesehen, als Folge von zu viel Verantwortung, Hektik und einem übervollen Terminkalender, der keine Zeit für Ruhe und Entspannung lässt. Ein bestimmter Persönlichkeitstypus wäre demnach besonders gefährdet, er zeigt sich auch in ständiger Anspannung in den raren privaten Momenten, in hastigem Essen und Ungeduld im Gespräch. Zudem erlebt er häufig Ärger und negative Gefühle.

Die Herren der Schöpfung sind dieser Lesart zufolge besonders betroffen; sie geben alles für ihren Job, so das gängige Vor-

48 Pelletier R, Khan NA, Cox J, Daskalopoulou SS, Eisenberg MJ, Bacon SL, Lavoie KL, Daskupta K, Rabi D, Humphries KH, Norris CM, Thanassoulis G, Behlouli H, Pilote L; GENESIS-PRAXY Investigators: Sex Versus Gender-Related Characteristics: Which Predicts Outcome After Acute Coronary Syndrome in the Young? Journal of the American College of Cardiology 2016;67:127

urteil, sie kommen erst spätabends aus dem Büro und beantworten dann zu Hause noch E-Mails oder bereiten neue Projekte vor. Sie opfern sich im Dienst der Sache auf, gehen rastlos ihren Pflichten nach und erleiden als Preis für ihre Mehrarbeit den frühen Heldentod der Führungskräfte.

Das Klischee vom rund um die Uhr gestressten Manager, bei dem schon in vergleichsweise jungen Jahren die Pumpe aussetzt, mag im Einzelfall immer noch zutreffen; natürlich gibt es Männer, bei denen aus den genannten Gründen weit vor der Zeit die Koronararterien verstopfen und ein Infarkt ihr Leben abrupt verändert oder gar beendet.

Allerdings zeigen Umfragen, dass der Eindruck, besonders unter Druck zu stehen, chronisch stark belastet zu sein und permanent Stress zu haben, bei Frauen, die einen Infarkt erlitten haben, ebenfalls sehr verbreitet ist und womöglich sogar häufiger vorkommt als bei Männern, bei denen sich die Kranzgefäße zusetzen. Eine Studie aus Südschweden ergab, dass die wesentlichen Unterschiede zwischen männlichen und weiblichen Infarktpatienten hauptsächlich darin bestanden, dass die Frauen weitaus häufiger über Stress und Überlastung klagten, während bei den Männern öfter der Blutdruck erhöht war[49].

---

49 Nyström A, Strömberg S, Jansson K, Faresjö ÅO, Faresjö T: Cardiovascular risks before myocardial infarction differences between men and women. BMC Cardiovascular Disorder 2022;22:110

Gebrochene Frauenherzen – seit 30 Jahren wenig Neues

»Die häufigste Todesursache bei Frauen sind Herz-Kreislauf-Erkrankungen, auf die rund 40 Prozent aller Todesfälle zurückzuführen sind. Trotzdem gelten Herz-Kreislauf-Erkrankungen weiterhin als eher ›männliche‹ Erkrankungen, und Frauen unterschätzen häufig ihr Erkrankungsrisiko.« Im jüngsten Frauengesundheitsbericht (der offizielle Titel lautet: »Gesundheitliche Lage der Frauen in Deutschland«) finden sich diese Zeilen. Der Bericht ist im Dezember 2020 erschienen, und das opulente Werk umfasst 394 Seiten, erstellt als Gesundheitsberichterstattung des Bundes, des Robert-Koch-Instituts und der Statistikbehörde Destatis.

Das Bild vom typischen Herzkranken, der männlich ist, bedroht jeden Tag die Gesundheit von Frauen und bringt ihr Leben in Gefahr. 2019 hat eine große Studie zum wiederholten Male gezeigt, dass Frauen deutlich schlechtere Chancen haben als Männer, wenn sie außerhalb der Klinik einen Herzstillstand erleiden. Obwohl dieser Missstand schon seit mehr als 30 Jahren bekannt ist, hat sich bisher wenig daran geändert.

Ein niederländisches Ärzteteam um den Kardiologen Hanno Tan von der Universität Amsterdam hat über einen Zeitraum von sechs Jahren mehr als 5700 Notfälle analysiert, die sich außerhalb eines Krankenhauses ereigneten – die meisten Infarkte finden schließlich nicht in der Klinik oder einer Arztpraxis statt, wo medizinische Profis sofort zu Hilfe eilen können, sondern in Anwesenheit von Laien zu Hause oder in der Öffentlichkeit[50].

---

50 Blom MT, Oving I, Berdowski J, van Valkengoed IGM, Bardai A, Tan HL: Women have lower chances than men to be resuscitated and survive out-of-hospital cardiac arrest. European Heart Journal 2019;40:3824

Für Frauen standen dieser Studie zufolge die Chancen bei einem Herzstillstand gleich in mehrfacher Hinsicht schlecht, das fing schon bei der Hilfsbereitschaft der Ersthelfer an, die zufällig Zeuge des Notfalls wurden. So zeigte sich, dass Laien bei Frauen seltener als bei Männern versuchten, sie mittels Herzdruckmassage am Leben zu erhalten – das Verhältnis lag bei 68 zu 73 Prozent zum Nachteil der Frauen, auch wenn Passanten die Notlage unmittelbar mitbekamen und direkt hätten eingreifen können.

Frauen wird ein Herzproblem jedoch schlicht nicht so schnell »zugetraut« wie Männern; die Krankheit gilt als nicht typisch für sie – das erklärt vermutlich auch die Zurückhaltung von potenziellen Ersthelfern in der Öffentlichkeit, obwohl es dabei um jede Sekunde geht und entscheidende Zeit verstreichen kann. Als Faustregel gilt, dass dem Gehirn bei einem Herzstillstand mit jeder Minute, die untätig vergeht und in der die Sauerstoffzufuhr unterbrochen ist, zehn Prozent von seiner Funktion genommen werden. Nach zehn Minuten ohne Herzdruckmassage ist die Leistung des Gehirns also weitgehend verloren, und es können kaum noch kognitive Fähigkeiten gerettet werden.

Kann man(n) das auch anders sehen?

Vielleicht ist das Zögern der Ersthelfer nicht allein darauf zurückzuführen, dass Laien bei Frauen nicht mit einem Herzinfarkt rechnen. Mag sein, dass sich manche Laien bei Frauen auch deswegen stärker zurückhalten als bei Männern, weil sie davor zurückschrecken, zur Herzdruckmassage den Bereich des Brustkorbs zu berühren, der bei Frauen nun mal eine intimere Körperregion darstellt als bei Männern.

Die Wucht, mit der bei einer Herzdruckmassage der Brustkorb im Bereich des Brustbeins zugedrückt werden soll, stellt womöglich ein weiteres Hindernis dar. Vor dieser auf Laien brutal wirkenden »Gewalt« scheuen Ersthelfer sowieso zurück, und vielleicht wollen sie das einem weiblichen Körper noch weniger zumuten als einem männlichen, auch wenn dies lebensrettend sein kann.

Erstaunlicherweise scheinen aber auch Ärzte und andere medizinische Profis keine Ausnahme zu sein, was die therapeutische Zurückhaltung gegenüber Frauen mit Infarkt angeht. In der weiteren Rettungskette verbessern sich die Aussichten von Frauen nicht wesentlich – jedenfalls nicht im Vergleich zu jenen der Männer. So war die Überlebensrate von Frauen vom Zeitpunkt des Herzstillstandes an bis zur Einweisung ins Krankenhaus in der niederländischen Untersuchung ebenfalls schlechter. Wenn sie überhaupt lebend in die Klinik gelangten, wurden nur 37 Prozent von ihnen auch wieder gesund aus dem Krankenhaus entlassen – gegenüber stattlichen 55 Prozent der Männer.

Vom Beginn eines Notfalls außerhalb der Klinik an gerechnet, war die Chance für eine Frau mit Herzstillstand, von Passanten oder anderen Ersthelfern optimal versorgt zu werden, anschließend in der Klinik die angemessen Diagnostik und Behandlung zu bekommen und dann irgendwann gesund wieder nach Hause zu kommen, mit 12,5 Prozent um fast die Hälfte geringer als bei Männern mit Herzstillstand, bei denen diese Wahrscheinlichkeit immerhin zu 20 Prozent bestand. Frauen überleben es seltener, wenn ihr Herz schlappmacht, und dieser Missstand beruht auf einer Fehlerkette, an der von den Laien, die zu Ersthelfern werden, über die Ärzte und Rettungssanitäter im Notarztwagen bis hin zu den Fachleuten im Krankenhaus zahlreiche Akteure beteiligt sind.

»Vermutlich sind sich die meisten Menschen gar nicht bewusst, dass ein Herzstillstand bei Frauen genauso häufig vorkommen kann wie bei Männern. Zudem erkennen die Frauen manchmal selbst nicht, wie dringlich ihre Beschwerden sind«, sagt Tan, der weitere mögliche Gründe für die Ungleichbehandlung von Männern und Frauen aufführt. »Die Symptome eines beginnenden Herzstillstandes sind bei Frauen nicht so leicht zu erkennen, sie können sich als Erschöpfung, Ohnmacht, Übelkeit oder Hals- und Kieferschmerzen äußern, während Männer eher über typische Beschwerden wie Brustschmerzen klagen.«

Der klassische Symptomenkomplex bei einem Herzinfarkt scheint hauptsächlich bei Männern aufzutreten. Frauen leiden hingegen häufiger an unklaren Symptomen wie Rückenschmerzen, diffusem Unwohlsein und unerklärlicher Schwäche und Abgeschlagenheit, wenn sie einen Infarkt erlitten haben. Übelkeit, Erschöpfung und Mattigkeit sind aber nicht gerade die Symptome, die Laien (und auch etliche Ärzte) zuvörderst an Herzbeschwerden denken lassen.

Weil die »typischen« Brustschmerzen, die linksseitig ausstrahlen, bei Frauen mit verengten Koronararterien seltener sind als bei Männern, werden ihre Beschwerden daher häufig als »atypisch« bezeichnet[51]. Das ist eine ebenso seltsame wie verräterische Bezeichnung, denn für Frauen sind die Beschwerden ja durchaus typisch. Zuletzt haben Autorinnen und Autoren immer wieder gefordert, auf klassifizierende Bezeichnungen wie typisch oder untypisch zu verzichten, da auch jene Art der Symptome, die vermeintlich untypisch ist, immerhin auf eine Hälfte der Menschheit zutrifft[52].

In jüngster Zeit wird in immer mehr Unterdisziplinen der Medizin darauf geachtet, dass Frauen andere Beschwerden haben könnten als Männer und Ärztinnen und Ärzte daher je nach Geschlecht eine Vielfalt an Symptomen in Betracht ziehen sollten, auch wenn sie den an männlichen Patienten ausgerichteten Lehrbüchern zufolge nicht »typisch« sind. Dies zeigt sich auch bei einer anderen Herz-Kreislauf-Erkrankung, bei der die Arterien zunächst verkalken und irgendwann zu verstopfen drohen, der peripheren arteriellen Verschlusskrankheit (pAVK).

Im Volksmund wird die pAVK als »Schaufensterkrankheit« bezeichnet, weil sie dazu führt, dass Betroffene immer wieder anhalten und das Gehen unterbrechen müssen – eine Schwäche, die der Legende nach manche »tarnen«, indem sie vorgeben, Schaufenster anzuschauen, und deswegen alle paar Minuten stehen bleiben. Diese Erkrankung zeigt ebenfalls eine unterschiedliche Ausprägung bei Mann und Frau. Während in

---

51 Sharma SP, Manintveld OC, Budde RPJ, Hirsch A, Lenzen MJ, Galema TW: Gender Differences in Patients With Stable Chest Pain. American Journal of Cardiology 2022:S0002-9149(22)00118

52 Cardeillac M, Lefebvre F, Baicry F, Le Borgne P, Gil-Jardiné C, Cipolat L, Peschanski N, Abensur Vuillaume L: Symptoms of Infarction in Women: Is There a Real Difference Compared to Men? A Systematic Review of the Literature with Meta-Analysis. Journal of Clinical Medicine 2022;11:1319

der Symptomatik von männlichen Patienten die eingeschränkte Gehfähigkeit überwiegt und sie häufiger Pausen einlegen, ist bei weiblichen der Schmerz in den Beinen häufiger und zumeist auch stärker ausgeprägt[53].

Im ungünstigen Fall bedeutet dies, dass bei Frauen eine arterielle Verschlusskrankheit zunächst verkannt wird, weil sie »nur« über unklare Schmerzen klagen. Gut möglich also, dass die Krankheit, bei der die Arteriosklerose über Jahre fortschreitet, bevor es überhaupt zu ersten Symptomen kommt, bei Frauen längere Zeit unentdeckt bleibt. Sie klagen dann womöglich über unklare Schmerzen im Unterschenkel, aber an eine arterielle Verschlusskrankheit denkt niemand, schlicht weil das für Männer so typische Stehenbleiben und Hinken bei ihnen noch nicht aufgetreten ist. Erst wenn die Gehstrecke immer geringer wird und immer häufiger Pausen nötig werden, ist dann das diagnostische Signal gegeben, dass es sich um eine pAVK handelt.

Falsche Zurückhaltung: weniger invasive Diagnostik und Therapie

Die Unterschiede zwischen Männern und Frauen in der Symptomatik und der Behandlung von Herzleiden standen am Beginn der Gendermedizin. Gerade die Kardiologie gilt deshalb als ein Paradebeispiel dafür, dass Frauen in der Medizin schlech-

---

53 Porras CP, Bots ML, Teraa M, van Doorn S, Vernooij RWM: Differences in Symptom Presentation in Women and Men with Confirmed Lower Limb Peripheral Artery Disease: A Systematic Review and Meta-Analysis. European Journal of Vascular and Endovascular Surgery 2022:S1078-5884

ter behandelt werden – und das trifft leider nicht nur auf den Herzstillstand zu. Für Frauen ist es auch weniger wahrscheinlich, dass ein Herzinfarkt bei ihnen erkannt wird und dass sie umgehend invasiv behandelt werden.

Eine Koronarangiografie ist mittlerweile in vielen Krankenhäusern ein Routineeingriff. Ein Schlauch, der über eine Optik verfügt, wird dazu über die Leiste eingeführt und bis zum Herz vorgeschoben. Dann lässt sich mithilfe von Kontrastmittel erkennen, wie verengt die Kranzgefäße sind, und im gleichen Vorgang können die Koronarien bei Bedarf mit einem Ballonkatheter gedehnt und aufgeweitet werden.

In manchen Fällen wird zusätzlich ein Stent, eine Art hohles Drahtgeflecht in die Gefäßwand eingebracht, damit die Koronararterien geöffnet bleiben und die Durchblutung gesichert ist. Auch diese invasive Behandlung mittels Herzkatheter, die Diagnostik und Therapie zugleich sein kann, wird bei Frauen deutlich seltener durchgeführt als bei Männern.

»Da ein Herzstillstand zumeist außerhalb der Klinik passiert, wäre schon viel damit erreicht, das Bewusstsein dafür zu wecken, dass dies bei Frauen ebenso vorkommen kann wie bei Männern«, sagt der niederländische Kardiologe Hanno Tan. »Weil es nur ein enges Zeitfenster gibt, in dem das Leben der Patienten gerettet werden kann, zählt jede Minute.« Manchmal käme es überhaupt nur darauf an, sofort einen Notruf abzusetzen. Aber wie gesagt: Frauen, die mit einem Infarkt auf der Straße zusammenbrechen – dieses Bild ist einfach nicht in der allgemeinen Vorstellung verankert.

Das gängige Geschlechterklischee – Mann bricht mit Herzinfarkt zusammen – wirkt übrigens auch bei den Betroffenen selbst, sodass Frauen im Vergleich zu Männern ihr eigenes Risiko, einen Infarkt zu erleiden, weitaus geringer einschätzen, als es tatsächlich ist. Wenn es dann doch zum Infarkt gekommen ist, suchen sie später eine Klinik auf und nehmen von sich aus verzögert medizinische Hilfe in Anspruch, sodass die Therapie auch aus diesen Gründen verspätet eingeleitet wird[54].

Teilweise könnten die Unterschiede in der kardiologischen Versorgung allerdings auch auf gesellschaftlichen Faktoren beruhen und nicht allein in medizinischen Vorurteilen begründet sein. Schließlich werden Frauen in fast allen Ländern der Welt älter als Männer, es leben deshalb mehr ältere Frauen allein und bekommen daher im Notfall erst später oder womöglich auch gar keine medizinische Hilfe.

Und mit fortgeschrittenem Alter nehmen kardiologische Leiden und Gefäßverstopfungen mit der Folge eines Infarktes oder Schlaganfalls nun mal zu. Herzexperte Tan ist dennoch davon überzeugt, dass sich die Verzögerungen und Defizite in Diagnose und Therapie leicht beheben ließen, zumindest sofern sie auf falschen Vorstellungen innerhalb der Ärzteschaft oder anderer medizinischer Berufsgruppen zurückgehen.

Diese Hoffnung wirkt im Jahre 2022 allerdings erstaunlich optimistisch, vielleicht sogar ein bisschen realitätsfern, wenn man die langsamen Fortschritte in diesem Bereich betrachtet. Schließlich macht die Gendermedizin schon seit 30 Jahren

---

54 Regitz-Zagrosek V, Oertelt-Prigione S, Prescott E, Franconi F, Gerdts E, Foryst-Ludwig A, Maas AH, Kautzky-Willer A, Knappe-Wegner D, Kintscher U, Ladwig KH, Schenck-Gustafsson K, Stangl V; EUGenMed Cardiovascular Clinical Study Group: Gender in cardiovascular diseases: impact on clinical manifestations, management, and outcomes. European Heart Journal 2016;37:24
Mosca L, Barrett-Connor E, Wenger NK: Sex/gender differences in cardiovascular disease prevention: what a difference a decade makes. Circulation 2011;124:2145

immer wieder darauf aufmerksam, wie viel Nachholbedarf gerade in der Kardiologie besteht, um Frauen genauso gut zu behandeln wie Männer. Schon in den 1990er-Jahren gab es entsprechende Studien, und 2006 beklagten Ärztinnen auf dem »Ersten Weltkongress für genderspezifische Medizin«, dass Frauen in der Kardiologie »zu wenig berücksichtigt, zu wenig erforscht und zu schlecht behandelt« werden.

»In Europa sterben 55 Prozent der Frauen an Herz-Kreislauf-Erkrankungen – gegenüber 45 Prozent der Männer«, sagte Karin Schenk-Gustafsson vom Karolinska-Hospital in Stockholm seinerzeit zur Eröffnung der Tagung. »Trotzdem gilt der Herzinfarkt als typische Männerkrankheit.« Diese Klage hat offenbar nichts von ihrer Aktualität eingebüßt.

Die unterschiedlichen Symptome im Notfall und bei anderen typischen Erkrankungen des Herz-Kreislauf-Systems, die Zurückhaltung von Laien wie Ärzten, wenn es um konkrete und lebensrettende Hilfe geht – das alles war schon vor 30 Jahren bekannt und wurde wortreich beklagt. Seitdem ist mindestens eine weitere Generation neuer Ärztinnen und Ärzte ausgebildet worden und hat in der Medizin nach und nach Verantwortung übernommen – ohne dass sich für die Frauen viel zum Besseren verändert hätte. Ihr Herz, das emotional so viel Beachtung findet und sich in Literatur, Kunst und Musik so umfangreich gefeiert, gepriesen und gewürdigt sieht, wird von der Medizin weiterhin sträflich vernachlässigt.

Sie trifft der Schlag

Auch beim Schlaganfall zeigt sich, dass Frauen überrepräsentiert sind und häufiger darunter leiden. Der Schlaganfall ist mit 6,2 Prozent die vierthäufigste Todesursache für Frauen in den Industrienationen, mit 4,3 Prozent die fünfthäufigste der Männer[55]. Allerdings täuscht diese Häufigkeitsverteilung womöglich etwas, da ein Schlaganfall mit zunehmendem Alter wahrscheinlicher wird und die Lebenserwartung der Frauen überall auf der Welt um fünf bis acht Jahre über jener der Männer liegt.

Mit 87 Prozent ist ein ischämisches Ereignis, also eine Mangeldurchblutung durch einen Thrombus oder eine Embolie, der weitaus häufigste Auslöser, die restlichen Schlaganfälle gehen auf Blutungen zurück. Mit einer immer älter werdenden Bevölkerung wird es auch immer mehr Schlaganfall-Überlebende mit körperlichen Einschränkungen geben, darunter besonders viele Frauen.

Das Risiko für eine Subarachnoidal-Blutung, also eine Blutung unter der Hirnhaut, die als die seltenere Ursache für einen Schlaganfall gilt, liegt bei Frauen um 45 Prozent höher als bei

---

55 Benjamin EJ, Muntner P, Alonso A, Bittencourt MS, Callaway CW, Carson AP, Chamberlain AM, Chang AR, Cheng S, Das SR, Delling FN, Djousse L, Elkind MSV, Ferguson JF, Fornage M, Jordan LC, Khan SS, Kissela BM, Knutson KL, Kwan TW, Lackland DT, Lewis TT, Lichtman JH, Longenecker CT, Loop MS, Lutsey PL, Martin SS, Matsushita K, Moran AE, Mussolino ME, O'Flaherty M, Pandey A, Perak AM, Rosamond WD, Roth GA, Sampson UKA, Satou GM, Schroeder EB, Shah SH, Spartano NL, Stokes A, Tirschwell DL, Tsao CW, Turakhia MP, VanWagner LB, Wilkins JT, Wong SS, Virani SS; American Heart Association Council on Epidemiology and Prevention Statistics Committee and Stroke Statistics Subcommittee. Heart Disease and Stroke Statistics - 2019 Update: A Report From the American Heart Association. Circulation 2019;139:e56

Männern, besonders bei Raucherinnen[56]. Wobei sich wieder einmal zeigt, dass Schadstoffe Frauen gesundheitlich stärker zusetzen als Männern.

Die geschlechtsspezifische Häufigkeit eines Schlaganfalls verändert sich während der verschiedenen Lebensphasen. Die sehr seltenen Schlaganfälle bei Kindern und Jugendlichen betreffen häufiger Jungen als Mädchen, zudem ist die Prognose für Jungen in diesem Alter schlechter. In mittleren Jahren erhöht sich hingegen die Wahrscheinlichkeit für Frauen, zudem gibt es besondere Risikofaktoren wie eine Schwangerschaft mit der zusätzlichen Gefahr von Schwangerschaftsdiabetes.

Die häufigsten Risikofaktoren für einen Schlaganfall bei Frauen sind Bluthochdruck, abdominelle Fettleibigkeit und ein ungünstiges Lipidprofil, also erhöhtes Cholesterin und andere Fettwerte[57]. Einige allgemeine Risikofaktoren für einen Schlaganfall treten bei Frauen zudem häufiger auf als bei Männern, dazu gehören Diabetes, Vorhofflimmern, Migräne mit Aura und Depressionen.

Die Einnahme von hormonellen Verhütungsmitteln erhöht das Schlaganfallrisiko ebenso wie eine Hormongabe in oder nach den Wechseljahren. Dass Hormone zur Linderung von

---

56 Reeves MJ, Bushnell CD, Howard G, Gargano JW, Duncan PW, Lynch G, Khatiwoda A, Lisabeth L: Sex differences in stroke: epidemiology, clinical presentation, medical care, and outcomes. Lancet Neurology 2008;7:915

57 O'Donnell MJ, Chin SL, Rangarajan S, Xavier D, Liu L, Zhang H, Rao-Melacini P, Zhang X, Pais P, Agapay S, Lopez-Jaramillo P, Damasceno A, Langhorne P, McQueen MJ, Rosengren A, Dehghan M, Hankey GJ, Dans AL, Elsayed A, Avezum A, Mondo C, Diener HC, Ryglewicz D, Czlonkowska A, Pogosova N, Weimar C, Iqbal R, Diaz R, Yusoff K, Yusufali A, Oguz A, Wang X, Penaherrera E, Lanas F, Ogah OS, Ogunniyi A, Iversen HK, Malaga G, Rumboldt Z, Oveisgharan S, Al Hussain F, Magazi D, Nilanont Y, Ferguson J, Pare G, Yusuf S; INTERSTROKE investigators. Global and regional effects of potentially modifiable risk factors associated with acute stroke in 32 countries (INTERSTROKE): a case-control study. Lancet 2016;388:761

Beschwerden während der Wechseljahre das Herz-Kreislauf-Risiko insgesamt sowie die Gefahr für bösartige Neubildungen erhöhen, wird in einem eigenen Kapitel genauer ausgeführt. Mit zunehmendem Alter steigt die Wahrscheinlichkeit für einen Schlaganfall weiter an, und bei Frauen jenseits der 80 liegt sie über jenem der gleichaltrigen Männer[58].

Wenn sie einen Schlaganfall erleiden, haben Frauen im Durchschnitt eine schlechtere Prognose als Männer. Das hat verschiedene Gründe: Zum einen sind Frauen im Durchschnitt älter, wenn sie den ersten Schlaganfall bekommen, zum Zweiten fällt der Schlaganfall bei ihnen schwerer aus, und zum Dritten sind die Frauen im Mittel von mehr einschränkenden Begleiterkrankungen betroffen. Alle drei genannten Faktoren verschlechtern ihre Prognose.

Zusätzlich spielen aber auch hier soziale Faktoren eine Rolle. So werden Frauen in den Wochen und Monaten nach einem Schlaganfall häufiger depressiv und leben anschließend sozial isoliert und ohne ausreichend Kontakte, was ihre Genesungsaussichten weiter verschlechtert[59]. Da sie oft bereits den Partner verloren haben und körperlich beeinträchtigt sind, vereinsamen sie und verlieren nach und nach die Perspektive und den Willen, wieder gesund zu werden.

---

58 Bots SH, Peters SAE, Woodward M: Sex differences in coronary heart disease and stroke mortality: a global assessment of the effect of ageing between 1980 and 2010. BMJ Global Health 2017;2:e000298

59 Lisabeth LD, Reeves MJ, Baek J, Skolarus LE, Brown DL, Zahuranec DB, Smith MA, Morgenstern LB: Factors influencing sex differences in poststroke functional outcome. Stroke 2015;46:860
Phan HT, Blizzard CL, Reeves MJ, Thrift AG, Cadilhac DA, Sturm J, Heeley E, Otahal P, Rothwell P, Anderson CS, Parmar P, Krishnamurthi R, Barker-Collo S, Feigin V, Gall S: Sex Differences in Long-Term Quality of Life Among Survivors After Stroke in the INSTRUCT. Stroke 2019;50:2299

DER KREBS DER FRAUEN

Männer leiden etwas häufiger an Krebs als Frauen, auch wenn der Unterschied nicht besonders groß ist. Bei beiden Geschlechtern sind bösartige Neubildungen die zweithäufigste Todesursache nach den Herz-Kreislauf-Erkrankungen, wobei etwa 22 Prozent der Männer und gut 20 Prozent der Frauen an Krebs sterben. Der Großteil dieser Todesfälle ist allerdings auf Lungenkrebs zurückzuführen, der wiederum zu 90 Prozent auf Nikotinkonsum zurückgeht. Der Anteil der Männer, die rauchen, ist größer als jener der Frauen – auch wenn die Frauen in vielen Ländern in dieser unrühmlichen Statistik aufholen.

Ansonsten ist der größte Risikofaktor für die Entstehung von Krebs das Alter. Mit zunehmenden Lebensjahren ist der Organismus nicht mehr so gut und gründlich darin, die zufällig auftretenden Schäden an der DNA zu reparieren oder krankhaft veränderte Zellen nach Spontanmutationen auszusortieren oder unschädlich zu machen. Daher können im Alter leichter entartete Zellen entstehen, wachsen, wuchern und sich vermehren. Die Kontrolle über die zellulären Ausreißer durch das Immunsystem und andere körpereigenen Aufpasser gelingt nicht mehr so gut.

Von wenigen Ausnahmen abgesehen (darunter Schilddrüsenkrebs, Meningeome und Lungenkrebs bei Nichtrauchern), besteht für viele Tumore ein Verhältnis von zwei zu eins in der

Häufigkeit bei Männern und Frauen. Für Tumore der Blase, von Rachen, Speiseröhre und Kehlkopf gilt, dass Männer sogar noch öfter davon betroffen sind und das Verhältnis 3 : 1 oder 4 : 1 beträgt. Diese männliche Dominanz ist für fast alle Krebsarten zu beobachten, die beide Geschlechter betreffen, und sie lässt sich rund um den Globus und in allen Altersklassen feststellen. Zudem gilt für fast alle Krebsarten, dass Männer schneller daran sterben als Frauen[60].

Ein wesentlicher, aber nicht der ausschließliche Grund für diese ungleiche Verteilung der Tumore ist in typisch männlichen Verhaltensweisen zu finden und nicht in der unterschiedlichen Biologie von Männern und Frauen. Männer leben weltweit im Durchschnitt ungesünder. Sie rauchen mehr, sie trinken mehr Alkohol, sie ernähren sich schlechter und verhalten sich insgesamt weniger rücksichtsvoll gegenüber ihrem Körper. Männer sind risikobereiter, und sie suchen später ärztliche Hilfe auf. Diese tradierten Rollenmuster erhöhen das Krebsrisiko der Männer deutlich gegenüber dem von Frauen[61].

Allerdings zeigt sich auch bei kindlichen Tumoren, dass Jungen häufiger davon betroffen sind als Mädchen. Die ungleiche Verteilung zwischen den Geschlechtern zeigt sich also in einer Altersphase, in der ein gesundheitsschädliches und Krebs begünstigendes Verhalten wie Rauchen oder Alkoholkonsum

---

60 Wagner AD, Oertelt-Prigione S, Adjei A, Buclin T, Cristina V, Csajka C, Coukos G, Dafni U, Dotto GP, Ducreux M, Fellay J, Haanen J, Hocquelet A, Klinge I, Lemmens V, Letsch A, Mauer M, Moehler M, Peters S, Özdemir BC: Gender medicine and oncology: report and consensus of an ESMO workshop. Annals of Oncology 2019;30:1914

61 McCartney G, Mahmood L, Leyland AH, Batty GD, Hunt K: Contribution of smoking-related and alcohol-related deaths to the gender gap in mortality: evidence from 30 European countries. Tobacco Control 2011;20:166

keine Rolle spielen kann, was bedeutet, dass es neben den psychosozialen Mustern und Geschlechterrollen eben auch einige biologische Faktoren gibt, die Tumore beim männlichen Geschlecht und deshalb auch schon bei Jungen begünstigen[62].

Biologische Krebsneigung

Das im Vergleich zu Frauen gesundheitsschädlichere Verhalten von Männern erklärt, wie erwähnt, nicht allein die unterschiedliche Häufigkeit, mit der die Geschlechter an Krebs erkranken. Eine biologische Begründung dafür findet sich bereits in der Embryonalentwicklung. In dieser Phase kommt es bei Frauen zu einer inkompletten X-Aktivierung, und diese hat Einfluss auf das weibliche Erbgut.

Wächst ein Mädchen im Mutterleib heran, wird eines seiner beiden X-Chromosomen während der Embryonalphase nach dem Zufallsprinzip inaktiviert. Da diese Inaktivierung jedoch oft nur unvollständig geschieht, bleiben auch einige Gene vom anderen X-Chromosom des weiblichen Fetus aktiv. Diese nach dem Mosaikprinzip erfolgende Inaktivierung kann zumindest teilweise zu einem doppelten genetischen Schutz führen, von dem Jungen nicht profitieren.

Handelt es sich bei den zusätzlich vorhandenen Genen um »günstige« Erbanlagen wie etwa eines der Tumor-Suppressor-Gene, die dazu beitragen, das Krebswachstum zu unterdrücken, erweist sich dies als genetischer Vorteil der Mädchen

---

62 Clocchiatti A Cora E Zhang Y Dotto GP: Sexual dimorphism in cancer. Nature Reviews Cancer 2016;16:330

gegenüber den Jungen, da Letztere in ihrem XY-Chromosomensatz naturgemäß ja nur über ein X-Chromosom verfügen[63]. Das Y-Chromosom kann sich hingegen sogar negativ auf ein mögliches Krebsrisiko auswirken, denn teilweise werden darüber diverse Onkogene aktiviert, also Erbanlagen, die das Tumorwachstum nicht hemmen, sondern begünstigen.

Allerdings gibt es trotz dieser genetischen Begünstigung des weiblichen Geschlechts Eigenheiten der weiblichen Biologie, die sich nachteilig auswirken können. Beispiel Dickdarmkrebs. Das Kolonkarzinom ist jener Tumor, der am zweithäufigsten zum Tode führt. Obwohl Männer insgesamt häufiger davon betroffen sind als Frauen, treten die rechtsseitigen Kolonkarzinome öfter bei Frauen auf[64]. Da sie aufgrund ihrer anatomischen Lage am schwierigsten operativ zu erreichen sind, erst vergleichsweise spät Beschwerden verursachen und zumeist wenig differenziert sind und früh entarten, haben Patienten mit dieser Tumorform die schlechteste Prognose unter den verschiedenen Krebsarten des Dickdarms.

---

63 Dunford A, Weinstock DM, Savova V, Schumacher SE, Cleary JP, Yoda A, Sullivan TJ, Hess JM, Gimelbrant AA, Beroukhim R, Lawrence MS, Getz G, Lane AA: Tumor-suppressor genes that escape from X-inactivation contribute to cancer sex bias. Nature Genetics 2017;49:10

64 Benedix F, Kube R, Meyer F, Schmidt U, Gastinger I, Lippert H; Colon/Rectum Carcinomas (Primary Tumor) Study Group: Comparison of 17,641 patients with right- and left-sided colon cancer: differences in epidemiology, perioperative course, histology, and survival. Diseases of the Colon and Rectum 2010;53:57

Wer braucht welche Therapie?

In der modernen Krebsbehandlung zeigen sich ebenfalls Unterschiede zwischen Frauen und Männern – die beiden Geschlechter sprechen unterschiedlich gut auf verschiedene Therapien an. Sogenannte Checkpoint-Inhibitoren, die als Immuntherapie gegen aggressive Tumore eingesetzt werden, wirken beispielsweise effektiver bei Männern als bei Frauen, wie die Behandlung von Kranken mit fortgeschrittenem Schwarzem Hautkrebs oder Kleinzelligem Lungenkarzinom gezeigt hat[65].

Diese Unterschiede in der Wirksamkeit können von erheblicher praktischer Bedeutung sein. Wenn es beispielsweise darum geht, wie groß der potenzielle Nutzen einer Behandlung noch ist, wenn sich ein Tumor bereits stark ausgebreitet hat, die Therapie selbst aber mit weiteren Nebenwirkungen und starken Beeinträchtigungen einhergeht, sollte realistisch abgeschätzt werden, was die Kranken davon erwarten können, und nicht einseitig Hoffnung gemacht werden.

In solchen Fällen ist es wichtig, den Patientinnen und Patienten klar aufzuzeigen, was sie von weiteren medizinischen Maßnahmen noch erwarten können oder ob es – gerade bei einem zu erwartenden malignen Verlauf – eventuell auch eine Option sein kann, auf die marginalen Vorteile einer auszehrenden Behandlung zu verzichten. Diese Bewertung ist dann keine rein statistische Abwägung, sondern es geht um Fragen der Lebensqualität.

Beträgt beispielsweise – in einem theoretischen Fall – der Anteil derjenigen, die statistisch gesehen die nächsten fünf

65 Conforti F, Pala L, Bagnardi V, De Pas T, Martinetti M, Viale G, Gelber RD, Goldhirsch A: Cancer immunotherapy efficacy and patients' sex: a systematic review and meta-analysis. Lancet Oncology 2018;19:737

Jahre mit einem bestimmten Tumor überleben werden, 72 Prozent für Männer, aber nur 54 Prozent für Frauen, können diese Unterschiede den Ausschlag dafür geben, ob man sich auf eine nebenwirkungsreiche Therapie einlässt oder nicht. Allerdings gibt es nur in sehr seltenen Fällen entsprechende, nach den Geschlechtern aufgeteilte Zahlen, weswegen es manchmal schwierig ist, die verschiedenen Behandlungsoptionen realistisch abzuwägen.

Auch bei den verschiedenen Formen der Chemotherapie, die im Vergleich zur Immuntherapie deutlich älter ist, sind im Kampf gegen den Krebs Unterschiede in der Wirksamkeit wie auch der Toxizität zwischen Männern und Frauen zu beachten. Für Immuntherapien spielen die Unterschiede aber potenziell eine noch entscheidendere Rolle, weil diese Medikamentenklasse das Immunsystem aktiviert und diese Mechanismen bei Frauen anders ausgeprägt sind als bei Männern.

Auch in anderen Bereichen der Krebstherapie zeigt sich, dass abhängig davon, ob Männer oder Frauen behandelt werden, Unterschiede in der Genregulation, im Immunsystem und im Stoffwechsel beachtet werden sollten. So ist die molekulare Signatur des Glioblastoms, eines der häufigsten Hirntumoren, geschlechtsspezifisch unterschiedlich[66]. Würde die Chemotherapie entsprechend an diese Merkmale des Krebses angepasst, könnte dies die Prognose für Patienten künftig verbessern – und zwar für Frauen wie für Männer.

---

66 Yang W, Warrington NM, Taylor SJ, Whitmire P, Carrasco E, Singleton KW, Wu N, Lathia JD, Berens ME, Kim AH, Barnholtz-Sloan JS, Swanson KR, Luo J, Rubin JB: Sex differences in GBM revealed by analysis of patient imaging, transcriptome, and survival data. Science Translational Medicine 2019;11:eaao5253

Mehr Beachtung verdient auch der geschlechtsspezifische Einfluss des Mikrobioms auf die Entstehung und den Verlauf von Dickdarmkrebs. Vermutlich ist in ihrer günstigeren Darmbesiedlung mit Bakterien der Grund dafür zu sehen, dass Frauen im Durchschnitt besser auf die Behandlung eines Kolonkarzinoms ansprechen[67]. Zudem liegt hier erhebliches Potenzial, um auch die Therapie von Männern zu verbessern.

Zuletzt hat sich gezeigt, dass auch die Substrate, die Krebszellen zu ihrer Vermehrung brauchen und verstoffwechseln und die für das Tumorwachstum und eine etwaige Metastasenbildung notwendig sind, sich geschlechtsabhängig unterscheiden können[68]. Für einige Therapie- und Ernährungsempfehlungen für Krebskranke sollte das berücksichtigt werden, da sie nicht bei Männern und Frauen gleichermaßen wirksam sind, sondern individuell angepasst werden müssten.

In diesem Forschungsbereich wird immer deutlicher, dass es geschlechtsspezifische wie auch individuell unterschiedliche Muster in der Aktivierung und Hemmung von Krebsgenen wie auch von Krebs unterdrückenden Genen und Stoffwechselwegen gibt[69]. Sie zu erkennen und die Behandlung darauf

---

67 Lopes-Ramos CM, Kuijjer ML, Ogino S, Fuchs CS, DeMeo DL, Glass K, Quackenbush J: Gene Regulatory Network Analysis Identifies Sex-Linked Differences in Colon Cancer Drug Metabolism. Cancer Research 2018;78:5538

68 Ippolito JE, Yim AK, Luo J, Chinnaiyan P, Rubin JB: Sexual dimorphism in glioma glycolysis underlies sex differences in survival. Journal of Clinical Investigation Insight 2017;2:e92142

69 Delbridge ARD, Kueh AJ, Ke F, Zamudio NM, El-Saafin F, Jansz N, Wang GY, Iminitoff M, Beck T, Haupt S, Hu Y, May RE, Whitehead L, Tai L, Chiang W, Herold MJ, Haupt Y, Smyth GK, Thomas T, Blewitt ME, Strasser A, Voss AK: Loss of p53 Causes Stochastic Aberrant X-Chromosome Inactivation and Female-Specific Neural Tube Defects. Cell Reports 2019;27:442

für die jeweiligen Kranken abzustimmen, würde den Weg zu einer Krebstherapie ebnen, die sich tatsächlich an den individuellen Bedürfnissen der Patienten ausrichtet und eine optimale Behandlung für Männer wie Frauen ermöglicht.

LUNGENERKRANKUNGEN – DAS HABEN DOCH HAUPTSÄCHLICH MÄNNER

Der Satz, dass Frauen andere Symptome zeigen als jene, die für Männer typisch sind, gilt auch für Leiden, denen auf den ersten Blick keine besondere Affinität zu einem der Geschlechter zugeschrieben wird. Auch hier werden Frauen oftmals schlechter medizinisch versorgt und ihre Beschwerden falsch diagnostiziert.

Ärzte haben gelernt und verinnerlicht, dass Männer öfter von den meisten Lungenleiden betroffen sind (auch weil der Anteil der Männer unter den Rauchern früher viel größer war und es insgesamt noch immer ist). Deshalb rechnen sie bei Frauen nicht unbedingt mit Lungenkrankheiten, wie sich in etlichen Untersuchungen gezeigt hat.

Aus rein statistischer Sicht ist bereits die Annahme falsch, dass Männer häufiger als Frauen von chronischen Lungenerkrankungen betroffen sind. Für Frauen sind chronische Lungenleiden mit 6,2 Prozent die dritthäufigste Todesursache, für Männer sind sie mit 5,2 Prozent die vierthäufigste. Besonders überrepräsentiert sind Frauen in der Gruppe jener Lungenpatienten, die früh erkrankt sind, obwohl sie nie geraucht haben[70].

---

70 Syamlal G, Doney B, Mazurek JM: Chronic Obstructive Pulmonary Disease Prevalence Among Adults Who Have Never Smoked, by Industry and Occupation – United States, 2013-2017. Morbidity and Mortality weekly Report 2019;68:303

Auch unter einer chronischen Bronchitis und einer chronisch obstruktiven Lungenerkrankung leiden Frauen doppelt so oft wie Männer.

Da auch in der Medizin gilt, dass man nur das sieht, was man kennt, erwartet oder wonach man zumindest sucht, werden Lungenleiden bei Frauen häufiger übersehen als bei Männern. Bis die Diagnose dann doch irgendwann gestellt ist, kann wertvolle Zeit vergehen, in der die Krankheit behandelt und die Beschwerden gelindert werden können. Die Beispiele dafür sind vielfältig, mittlerweile gibt es zahlreiche Belege dafür, wie das Geschlecht die Häufigkeit, die Empfindlichkeit gegenüber Schadstoffen, aber auch die Symptomatik, Schwere und den Verlauf von vielen Lungenerkrankungen beeinflusst[71].

So sind manche Leiden wie beispielsweise Asthma bei Frauen schlicht häufiger. Andere – zumeist seltene – Erkrankungen wie die Lymphangioleiomyomatosis kommen sogar fast ausschließlich bei Frauen vor. Zudem gibt es im Leben einer Frau verschiedene Phasen wie etwa eine Schwangerschaft, die den Beginn und Verlauf von Lungenleiden beeinflussen können. Übergangsphasen vom Beginn der Fruchtbarkeit in der Pubertät bis hin zu den Wechseljahren wirken sich ebenfalls auf Lungenerkrankungen und ihre Behandlung aus.

Manche Unterschiede zwischen Männern und Frauen in der Lungenheilkunde spielen in der Praxis kaum eine Rolle, andere sind hingegen von erheblicher klinischer Bedeutung: So kommt es bei Frauen mit Chronisch obstruktiver Lungen-

---

71 Sodhi A, Pisani M, Glassberg MK, Bourjeily G, D'Ambrosio C: Sex and Gender in Lung Disease and Sleep Disorders: A State-of-the-Art Review. Chest 2022 Mar 14:S0012-3692(22)00438-X

erkrankung (COPD) häufiger zu einer akuten Verschlimmerung der Beschwerden als bei Männern.

In der Fachsprache wird ein solcher Krankheitsausbruch als Exazerbation bezeichnet. Wenn Frauen an Atemstörungen während des Schlafs wie beispielsweise einer Schlafapnoe leiden, ist ihre Sterblichkeit an Herzkreislauferkrankungen im Vergleich zu Männern erhöht. Zudem reagieren sie auf Medikamente und andere Therapieverfahren anders als Männer.

Der kleine biologische Unterschied

Unterschiede in der Entwicklung der Lungen von Jungen und Mädchen lassen sich bereits bei Ungeborenen ab der 16. Schwangerschaftswoche feststellen – und zwar anatomisch, strukturell, funktionell und mechanisch[72]. Im Vergleich zur weiblichen Lunge reift die männliche Lunge während der Fetalperiode etwas später heran, weswegen frühgeborene Jungen ein höheres Risiko haben als gleichaltrige Mädchen, an einem Atemnotsyndrom zu leiden. Auch von anderen Lungenerkrankungen im Neugeborenenalter sind Jungen häufiger betroffen als Mädchen, weshalb ihre Sterblichkeit in diesem Alter ebenfalls erhöht ist.[73]

Bereits im Mutterleib und nachfolgend in den ersten Lebensjahren scheinen sich weibliche Geschlechtshormone günstig auf die Entwicklung und Reifung der Lunge auszuwirken, während Androgene – also männliche Geschlechtshormone – eher

---

72 Silveyra P, Fuentes N, Rodriguez Bauza DE: Sex and Gender Differences in Lung Disease. Advances in Experimental Medicine and Biology 2021;1304:227

73 Ishak N, Sozo F, Harding R, De Matteo R: Does lung development differ in male and female fetuses? Experimental Lung Research 2014;40:30

einen gegenteiligen Effekt haben. So treten Atemgeräusche beim weiblichen Fetus früher auf, beim männlichen hemmen die männlichen Geschlechtshormone hingegen sogar die feingliedrige Verzweigung der Bronchien und Bronchiolen.

Der für die Oberflächenspannung und damit die Entfaltung der kleinsten Lungenbläschen im letzten Schwangerschaftsdrittel wichtige »Surfactant-Faktor« wird durch die weiblichen Östrogene stimuliert, durch männliche Androgene hingegen gehemmt. Mädchen haben eine höhere Atemdurchflussrate als Jungen, auch wenn ihr Lungenvolumen insgesamt kleiner ist.

Nach der Pubertät kehrt sich der Einfluss der Hormone allerdings um. Jetzt wirken sich die männlichen Geschlechtshormone bei diversen Lungenleiden wie Asthma positiv aus, während die Schwankungen der weiblichen Hormone während des Menstruationszyklus zu Asthmaanfällen und Verschlimmerungen der Erkrankung führen können und Frauen insgesamt schwerer unter Asthma leiden als Männer.

Asthma: Auf die Hormone kommt es an

Kindliches und jugendliches Asthma kommt bei Jungen (8,3 Prozent) häufiger als bei Mädchen (6,7 Prozent) vor. Das liegt an biologischen Unterschieden wie der verspäteten Lungenreifung der Jungen, aber auch an ihrem Verhalten, etwa dass sie häufiger draußen spielen und mehr mit Haustieren Kontakt haben, was beides als Auslöser von Asthma fungieren kann[74].

---

74 Shah R, Newcomb DC: Sex bias in asthma prevalence and pathogenesis. Frontiers in Immunology 2018;9:2997

Nach der Pubertät ist das Geschlechterverhältnis bei Asthma hingegen umgekehrt, und unter den Erwachsenen leiden Frauen (9,8 Prozent) deutlich häufiger daran als Männer (5,5 Prozent)[75]. Gerade in mittleren Jahren sind Frauen von stärkeren Symptomen betroffen, und ihre Sterblichkeit an der Erkrankung ist gegenüber jener der Männer erhöht. Der Einfluss der Hormone zeigt sich besonders dadurch, dass sich die Beschwerden typischerweise in den Tagen vor der Menstruation verschlimmern (»prämenstruelles Asthma«)[76].

Auch während der Schwangerschaft verändert sich oftmals die Symptomatik. Bei einem Drittel der Schwangeren mit Asthma nehmen die Beschwerden zu, bei einem Drittel verbessert sich die Erkrankung hingegen, bei dem restlichen Drittel bleiben die Beschwerden weitgehend unverändert. Nach der Menopause nimmt die Häufigkeit von Asthma wie auch die Symptomschwere bei Frauen wiederum etwas ab (während sich in dieser Zeit die Lungenfunktion bei einer COPD verschlechtert), was den hormonellen Einfluss auf das Krankheitsgesche-

---

75 Centers for Disease Control and Prevention: Most Recent Asthma Data, 2020. https://www.cdc.gov/asthma/most_recent_data.htm.
Fuchs O, Bahmer T, Weckmann M, Dittrich AM, Schaub B, Rösler B, Happle C, Brinkmann F, Ricklefs I, König IR, Watz H, Rabe KF, Kopp MV, Hansen G, von Mutius E; ALLIANCE Study Group as part of the German Centre for Lung Research (DZL): The all age asthma cohort (ALLIANCE) – from early beginnings to chronic disease: a longitudinal cohort study. BMC Pulmonary Medicine 2018;18:140
Licari A, Castagnoli R, Brambilla I, Marseglia A, Tosca MA, Marseglia GL, Ciprandi G: Asthma Endotyping and Biomarkers in Childhood Asthma. Pediatric Allergy Immunology, and Pulmonology 2018;31:44

76 Sánchez-Ramos JL, Pereira-Vega AR, Alvarado-Gómez F, Maldonado-Pérez JA, Svanes C, Gómez-Real F: Risk factors for premenstrual asthma: a systematic review and meta-analysis. Expert Review in Respiratory Medicine 2017;11:57

hen unterstreicht[77]. In der Zeit der hormonellen Umstellung kann sich die Empfindlichkeit für Lungenleiden in beide Richtungen verändern, sodass in dieser Phase die Therapie womöglich angepasst werden muss.

Auch die Empfindlichkeit gegenüber exogenen Auslösern von Asthma ist bei Frauen größer als bei Männern. So reagieren sie mit stärkeren Symptomen auf Reize wie Luftverschmutzung durch Schadstoffe oder Ozon, und ihre Lungenfunktion ist dadurch stärker eingeschränkt, was vermutlich auf die durch Östrogene stärker stimulierte Entzündungsreaktion zurückzuführen ist[78].

Auch hier ist allerdings eine Veränderung mit dem Alter zu beobachten. Während Frauen nach den Wechseljahren seltener mit schweren Symptomen erkranken, lässt die Schutzfunktion durch männliche Hormone nach, wenn mit zunehmendem Alter die Konzentration von Testosteron und Co. nach und nach absinkt[79].

Um die Folgen abschätzen zu können, die Geschlechtshormone auf den männlichen wie den weiblichen Körper ausüben, kommt es also entscheidend auf den Zeitpunkt und die Lebensphase an, in der sie einwirken. Es ist wichtig, in welchem Alter die Exposition von Schadstoffen oder anderen Krankheitsauslösern erfolgt.

---

77 Postma DS: Gender differences in asthma development and progression. Gender Medicine 2007;4 Suppl.B:133

78 Liu Y, Pan J, Zhang H, Shi C, Li G, Peng Z, Ma J, Zhou Y, Zhang L: Short-Term Exposure to Ambient Air Pollution and Asthma Mortality. American Journal of Respiratory and Critical Care Medicine 2019;200:24

79 Canguven O, Albayrak S: Do low testosterone levels contribute to the pathogenesis of asthma? Medical Hypotheses 2011;76:585

COPD – this is a man's world

Die Folgen einer medizinischen Fehleinschätzung in der Geschlechterverteilung und -häufung zeigen sich beispielhaft bei der COPD – der Chronisch obstruktiven Lungenerkrankung. Es handelt sich um eine der häufigsten Erkrankungen im mittleren und fortgeschrittenen Erwachsenenalter. Bei dieser Krankheit verschlechtert sich die Lungenfunktion deutlich, sodass mit der Zeit weniger funktionales Lungengewebe vorhanden ist als zuvor. Häufig liegt eine chronische Bronchitis vor. Viele Patienten leiden unter Luftnot und müssen schon nach leichter Anstrengung eine Pause einlegen.

Rauchen und die Belastung mit anderen Luftschadstoffen sind entscheidende Risikofaktoren, womöglich ist dieser Zusammenhang einer der Gründe, warum Männer eher mit dieser Krankheit in Verbindung gebracht werden als Frauen, da ihr Nikotinkonsum weltweit ausgeprägter ist. Allerdings begannen Werbekampagnen der Tabakindustrie schon in den 1960er-Jahren, gezielt Frauen anzusprechen, sodass der Anteil rauchender Frauen wie auch ihr Risiko für eine COPD bereits damals zuzunehmen begann.

Ärzte denken bei der Krankheit zunächst an Männer als Betroffene. Das ist besonders fatal, weil sich mittlerweile gezeigt hat, dass Frauen in vielerlei Hinsicht sogar anfälliger für eine COPD sind als Männer. Sie erkranken in jüngeren Lebensjahren und mit einer schwereren Symptomatik daran[80]. Ihre Re-

---

80 DeMeo DL, Ramagopalan S, Kavati A, Vegesna A, Han MK, Yadao A, Wilcox TK, Make BJ; COPDGene Investigators: Women manifest more severe COPD symptoms across the life course. International Journal of Chronic Obstructive Pulmonary Disease 2018;13:3021

aktion auf exogene Reize wie Tabakrauch und andere Gifte fällt im Durchschnitt heftiger aus, zudem begünstigt die geringere Größe und die andere Geometrie ihrer Lungen, dass sie bei einer Erkrankung stärkere Beschwerden entwickeln[81].

Womöglich geht diese Empfindlichkeit schon auf frühe Einflüsse im Mutterleib zurück, wenn die Lunge des weiblichen Fötus durch mütterliches Rauchen, Asthma und andere hormonelle Faktoren entsprechend geprägt wird.

Dass Frauen empfindlicher auf Giftstoffe reagieren, zeigt sich auch noch in einer anderen Beobachtung: Auch unter Passivrauch leiden Frauen stärker als Männer, auch hier kommt es schon früher zu einer Einschränkung ihrer Lungenfunktion[82]. All dies ist längst bekannt – und doch werden Frauen Lungenerkrankungen schlicht nicht so schnell zugetraut – Herz und Lunge scheinen männliche Domänen zu sein.

In einer originellen Studie wurde diese medizinisch nicht zu begründende Schieflage schon vor mehr als 20 Jahren aufgedeckt[83]. Bekamen Hausärzte sechs verschiedene Fälle mit COPD-typischen und nahezu identischen Beschwerden vor-

---

81 Chapman KR: Chronic obstructive pulmonary disease: are women more susceptible than men? Clinics in Chest Medicine 2004;25:331
Foreman MG, Zhang L, Murphy J, Hansel NN, Make B, Hokanson JE, Washko G, Regan EA, Crapo JD, Silverman EK, DeMeo DL; COPDGene Investigators: Early-onset chronic obstructive pulmonary disease is associated with female sex, maternal factors, and African American race in the COPDGene Study. American Journal of Respiratory and Critical Care Medicine 2011;184:414

82 Silverman EK, Weiss ST, Drazen JM, Chapman HA, Carey V, Campbell EJ, Denish P, Silverman RA, Celedon JC, Reilly JJ, Ginns LC, Speizer FE: Gender-related differences in severe, early-onset chronic obstructive pulmonary disease. American Journal of Respiratory and Critical Care Medicine 2000;162:2152

83 Chapman KR, Tashkin DP, Pye DJ: Gender bias in the diagnosis of COPD. Chest 2001;119:1691

gelegt (ohne die jeweiligen Patienten zu sehen), die sich nur in Alter und Geschlecht unterschieden, wurde die richtige Diagnose bei den angeblichen Männern zu 58 Prozent, bei den als Frauen etikettierten Fällen hingegen nur zu 42 Prozent vermutet. Naheliegend, dass nachfolgende zielführende Untersuchungen, um die Verdachtsdiagnose zu sichern, ebenfalls häufiger bei den Männern angeordnet wurden, wie die Studie aus dem Jahr 2001 zeigte.

Wurden in einem zweiten Schritt weitere Informationen zu diesen Fällen gegeben und zusätzliche Untersuchungsergebnisse präsentiert, die noch eindeutiger auf eine COPD hinwiesen, glich sich die Diagnosehäufigkeit unter den beiden Geschlechtern hingegen immer mehr an. Frauen kamen dann als erkrankt in Betracht, wenn die Befunde so eindeutig waren, dass die Beschwerden nicht mehr anders gedeutet werden konnten. Ärzte unterschätzen demnach, dass und wie oft das Leiden bei Frauen vorkommen kann. Das bedeutet: Eine der häufigsten chronischen Erkrankungen überhaupt wird in der Medizin schlicht unterdiagnostiziert, was große Risiken der klinischen Verschlechterung und vor allem vermeidbares Leid wie Atemnot und Erschöpfung mit sich bringt.

Etliche Jahre später hat sich an der fehlenden Beachtung der COPD für die eine Hälfte der Menschheit leider wenig geändert. »Diese Erkrankung wird kaum als ein Gesundheitsthema für Frauen wahrgenommen, obwohl es eine weitverbreitete und stark einschränkende Erkrankung ist«, beklagte eine Forschergruppe noch im Jahr 2017[84].

---

84 Jenkins CR, Chapman KR, Donohue JF, Roche N, Tsiligianni I, Han MK: Improving the Management of COPD in Women. Chest 2017;151:686

Dies ist einigermaßen absurd, denn seit dem Jahr 2000 hat die Häufigkeit einer COPD unter Frauen sogar weitaus stärker zugenommen als unter Männern; seitdem sind deshalb auch mehr Frauen als Männer an der Erkrankung gestorben[85]. So ist mit einer gewissen Bitterkeit festzustellen, dass die COPD weiterhin zu jenen Leiden gehört, die bei Frauen besonders häufig entweder gar nicht oder zu spät und falsch diagnostiziert werden.

Auf das Geschlecht kommt es an

Unterschiede zwischen den Geschlechtern gibt es auch bei anderen Lungenerkrankungen. Eine chronische Bronchitis kommt bei Frauen öfter vor, das Gleiche gilt für Krankheiten wie die Mukoviszidose (Cystische Fibrose), für Lungenkrebs und Lungenhochdruck. Nun geht es nicht um einen Wettbewerb, wer häufiger von welcher Krankheit betroffen ist. Wichtig ist es vielmehr, die Eigenheiten beider Geschlechter mit der jeweiligen Erkrankung zu kennen, zu identifizieren und diese in der medizinischen Versorgung besonders zu berücksichtigen.

Ist eine Krankheit bei Frauen deutlich überrepräsentiert, ist es jedoch geradezu grotesk, wenn in der Diagnostik und Therapie auch weiterhin nach dem männlichen Durchschnittspatienten und den für ihn typischen Merkmalen vorgegangen wird und das Leiden bei weiblichen Kranken in der Folge womöglich übersehen, zu spät oder falsch behandelt wird.

---

85 Cote CG, Chapman KR: Diagnosis and treatment considerations for women with COPD. International Journal of Clinical Practice 2009;63:486

Die Grippe zeigt ebenfalls geschlechtsspezifische Unterschiede. Laut Erhebungen der Weltgesundheitsorganisation (WHO) im Jahr 2020 gibt es jährlich zwischen drei und fünf Millionen schwer verlaufende Erkrankungen nach einer Infektion mit dem Influenza-Virus und zwischen 290 000 und 650 000 Todesfälle. Besonders gefährdet sind kleine Kinder, ältere Menschen, Schwangere und Vorerkrankte.

Interessanterweise sind Männer empfänglicher für eine Ansteckung mit dem Grippevirus, während Frauen eine stärkere Immunantwort auf die Infektion entwickeln und dementsprechend auch mehr Nebenwirkungen nach einer Grippe-Impfung aufweisen[86]. Allerdings ist auch hier die Abwehrreaktion und die Widerstandskraft gegen eine Viruserkrankung vom Alter und dem jeweiligen hormonellen Status abhängig.

Auch von Lungenkrebs sind Frauen häufiger betroffen als Männer[87]. Sie reagieren stärker auf Giftstoffe und andere schädliche Substanzen, die in Tabakprodukten enthalten sind. Mit jeder Dosis Tabakrauch, der sie ausgesetzt sind – ob aktiv oder passiv –, ist die Wahrscheinlichkeit für Frauen größer, dass sie einen Tumor der Lungen entwickeln. Das weibliche Geschlechtshormon Östrogen scheint mit einigen Bestandteilen des Tabakrauchs zu noch schädlicheren Stoffgemischen zu reagieren und damit das Krebsrisiko zusätzlich zu erhöhen.

Lungenerkrankungen zeigen auf beispielhafte Weise, wie differenziert das Wechselspiel zwischen genetischen Faktoren,

---

86 Klein SL, Flanagan KL: Sex differences in immune responses. Nature Reviews Immunology 2016;16:626

87 Radkiewicz C, Dickman PW, Johansson ALV, Wagenius G, Edgren G, Lambe M: Sex and survival in non-small cell lung cancer: A nationwide cohort study. PLoS One 2019;14:e0219206

Etappen der biologischen Entwicklung, Hormonen und unterschiedlichen Lebensphasen für das jeweilige Geschlecht zu betrachten ist: Manchmal bleiben die Unterschiede zwischen Männern und Frauen in der Häufigkeit und Schwere der Symptome ein Leben lang bestehen – so gilt etwa, dass Männer benachteiligt sind, was Infektionen der unteren Atemwege angeht, während Frauen häufiger an Infektionen der oberen Atemwege leiden[88].

Wie die Reaktion des Immunsystems auf einen viralen oder bakteriellen Erreger, die Immunantwort und eine entsprechende Entzündungsreaktion ausfällt, ist jedoch individuell von Alter, Gesundheitszustand und etlichen anderen Einflussfaktoren abhängig, die jeweils für die Behandlung berücksichtigt werden sollten[89]. Hier können die Unterschiede zwischen Angehörigen desselben Geschlechts größer sein als die zwischen unterschiedlichen Geschlechtern.

Gefahren der Unterdiagnose

Wenn eine Lungenerkrankung wie beispielsweise die COPD bei Frauen nicht so oft erkannt wird, wie es der Häufigkeit dieses Leidens eigentlich entsprechen würde, hat dies absehbare Nachteile für die Betroffenen. Eine ausbleibende oder verspätete Diagnose ist schädlich, da eine hilfreiche Therapie oder

---

88 Falagas ME, Mourtzoukou EG, Vardakas KZ: Sex differences in the incidence and severity of respiratory tract infections. Respiratory Medicine 2007;101:1845

89 Ingersoll MA: Sex differences shape the response to infectious diseases. PLoS Pathogens 2017;13:e1006688

andere unterstützende Maßnahmen dann entweder gar nicht stattfinden oder zum angemessenen Zeitpunkt verpasst werden.

Obwohl die Symptome einer COPD deutlich und für die Kranken stark einschränkend sind, wird die Diagnose bei Frauen oftmals übersehen und nicht gestellt. Da Ängste und Depressionen häufige Begleiterkrankungen einer COPD sind, leiden die Patientinnen zusätzlich auch daran. Ärztinnen und Ärzte sollten daher bei Frauen mit Problemen der Atemwege immer auch an die Differentialdiagnose COPD denken, selbst wenn die Patientinnen nie geraucht haben und auch anderen Schadstoffen nicht im Übermaß ausgesetzt waren[90].

Es gibt jedoch noch weitere Risiken und Folgekomplikationen, die sich aus der Missachtung dieses Leidens bei Frauen ableiten. Kanadische Ärztinnen und Ärzte haben kürzlich dokumentiert, wie sich die unterschiedliche Ausprägung einer COPD auf spätere Gebrechen und den Erhalt der Mobilität im Alter auswirken kann. So zeigte sich, dass der Gleichgewichtssinn und die Gangsicherheit bei Frauen mit einer COPD deutlich stärker eingeschränkt sind als bei Männern[91].

Sowohl objektive Kriterien wie die Länge der Gehstrecke als auch das subjektive Sicherheitsgefühl beim Gehen ohne Unterstützung waren bei Frauen in größerem Ausmaß beeinträchtigt als bei Männern. Frauen trauten sich weniger zu, ihr Gleich-

---

90 Stolz D, Kostikas K, Loefroth E, Fogel R, Gutzwiller FS, Conti V, Cao H, Clemens A: Differences in COPD Exacerbation Risk Between Women and Men: Analysis From the UK Clinical Practice Research Datalink Data. Chest 2019;156:674

91 Alsubheen SA, Beauchamp M, Ellerton C, Goldstein R, Alison J, Dechman G, Haines KJ, Harrison S, Holland A, Lee A, Marques A, Spencer L, Stickland M, Skinner EH, Brooks D: Age and Sex Differences in Balance Outcomes among Individuals with Chronic Obstructive Pulmonary Disease (COPD) at Risk of Falls. COPD 2022;19:166

gewicht zu halten, und fürchteten sich stärker davor, zu stürzen oder unvermittelt schnell nach Halt suchen zu müssen.

Das Geschlecht wirkte sich im Falle einer COPD in Hinblick auf den Verlust der Mobilität im Alter sogar negativer aus als die Zugehörigkeit zu einer höheren Altersgruppe. So spielte die Unterscheidung zwischen Männern und Frauen für die Gangsicherheit eine wesentlich größere Rolle als die Frage, ob die Betroffenen zur Altersgruppe über oder unter 65 Jahre gehörten. Frausein ist demnach riskanter als die zunehmende Gebrechlichkeit mit dem Alter.

Ältere Frauen mit COPD unterliegen daher einem besonders hohen Risiko für Folgekomplikationen. Bei ihnen ist die Wahrscheinlichkeit am größten, dass sie krankheitsbedingt stürzen und sich anschließend nicht mehr eigenständig versorgen können – ein erhebliches Problem, da viele ältere Frauen alleine leben. Zudem besteht bei Stürzen im Alter bekanntermaßen die Gefahr, dass Frakturen wie etwa des Oberschenkelhalses weitere Komplikationen nach sich ziehen und der Gesundheitszustand sich durch die lange Immobilität radikal verschlechtert.

Wenn sich ein zuvor mobiler und selbstständiger älterer Mensch die Knochen bricht, ist zumeist ein längerer Klinikaufenthalt erforderlich, der das Risiko von Muskelschwund und Krankenhausinfektionen deutlich erhöht. Zudem steigt mit der Liegedauer die Gefahr einer Lungenentzündung, die im hohen Alter schnell lebensbedrohlich werden kann.

Ähnliche Fehleinschätzungen in der Diagnosehäufigkeit und Geschlechterzuordnung gelten neben der COPD auch für andere Atemwegserkrankungen wie beispielsweise das Lungenemphysem, eine krankhafte Aufweitung der Lungenbläschen. Dabei verlieren diese feinsten Verzweigungen der unteren Atemwege zu großen Teilen ihre Funktion, sodass die Kranken von einer stärker werdenden Luftnot und einer eingeschränkten Alltagsbeweglichkeit geplagt sind.

Frauen leiden genauso häufig unter einem Lungenemphysem wie Männer, was die Fehleinschätzung widerlegt, dass dieses Leiden ebenfalls eine typisch männliche Erkrankung sein könnte und es sich beim Emphysem um eine »besonders männliche« Form der COPD handelt[92].

Frauen, die darunter leiden, sind ebenfalls anfälliger als Männer und schwerer von der Erkrankung betroffen. Sie sind im Durchschnitt jünger und blicken auf einen kürzeren Zeitraum zurück, in dem sie rauchen oder anderen schädlichen Substanzen ausgesetzt waren. Zudem ist der Durchmesser ihrer Atemwege anatomisch bedingt geringer, sodass sie früher Atembeschwerden bekommen[93]. Aus diesem Grund ist es wichtig, die geschlechtsspezifischen Besonderheiten dieser Erkrankung zu

---

92 Hardin M, Foreman M, Dransfield MT, Hansel N, Han MK, Cho MH, Bhatt SP, Ramsdell J, Lynch D, Curtis JL, Silverman EK, Washko G, DeMeo D; COPDGene Investigators: Sex-specific features of emphysema among current and former smokers with COPD. European Respiratory Journal 2016;47:104

93 Martinez FJ, Curtis JL, Sciurba F, Mumford J, Giardino ND, Weinmann G, Kazerooni E, Murray S, Criner GJ, Sin DD, Hogg J, Ries AL, Han M, Fishman AP, Make B, Hoffman EA, Mohsenifar Z, Wise R; National Emphysema Treatment Trial Research Group: Sex differences in severe pulmonary emphysema. American Journal of Respiratory and Critical Care Medicine 2007;176:243

beachten, damit rechtzeitig mit der Behandlung und anderen lindernden Maßnahmen begonnen werden kann.

Auch bei der Lungenfibrose – dabei kommt es zu einer Vernarbung des Lungengewebes durch externe Gifte, Belastungen oder besonders häufig aus noch ungeklärter Ursache – zeigen sich Unterschiede zwischen den Geschlechtern, in diesem Fall allerdings zum Nachteil der Männer. Die kleinen Bronchien und Lungenbläschen werden bei dieser Erkrankung umgebaut zu Bindegewebe, das dann nicht mehr durchlässig für den Gasaustausch ist und somit seine Funktion verliert. Dadurch wird die Atmung mit der Zeit immer stärker erschwert, und schon bei kleinen Anstrengungen droht Luftnot.

Da Männer häufiger von einer Lungenfibrose betroffen sind, ist die Wahrscheinlichkeit, dass ein Mann mit entsprechenden Beschwerden diese Diagnose erhält, dreimal größer als für eine Frau, die über ganz ähnliche Symptome klagt[94]. Hier zeigt sich wiederum das Phänomen der gefährlichen Unterdiagnose bei Frauen – während in diesem Fall die Erkrankung bei Männern zwar häufiger ist, aber tendenziell ärztlicherseits sogar zu häufig vermutet wird. Frauen mit Lungenfibrose werden in der medizinischen Wahrnehmung hingegen nicht ausreichend berücksichtigt – oder allenfalls als Ausnahmen.

---

94 Assayag D, Morisset J, Johannson KA, Wells AU, Walsh SLF: Patient gender bias on the diagnosis of idiopathic pulmonary fibrosis. Thorax 2020;75:407

Lungenentzündungen und Grippe

Influenza, also eine echte Grippe, und Lungenentzündungen sind bei Frauen mit 2,1 Prozent die achthäufigste Todesursache, mit 1,8 Prozent die neunthäufigste für Männer. Im Herbst und Winter kommt es auf der Nordhalbkugel zu saisonalen Ausbrüchen, von denen im jugendlichen Alter mehr Jungen als Mädchen betroffen sind. Bei Frauen zwischen der Pubertät und den Wechseljahren sind die Verläufe jedoch schwerer als bei erwachsenen Männern in diesem Alter. Daher liegt auch die Sterblichkeit bei Frauen höher als bei Männern[95].

Wenn es zu einer Grippe – zumeist bedingt durch eine Infektion mit dem Influenza-Virus Typ A – kommt wie auch bei einer Lungenentzündung, entsteht die Schwere der Symptomatik zumeist nicht durch die Virusvermehrung, sondern durch die Reaktion des Immunsystems auf den Erreger. Der Organismus wehrt sich mit einer Entzündungsreaktion; Zellen des Abwehrsystems strömen in das befallene Lungengewebe ein und versuchen die Erreger vor Ort zu bekämpfen.

Dabei sammelt sich vermehrt interstitielle Flüssigkeit in der Lunge an, zudem häufen sich Partikel von zerstörten Lungenzellen, Immunzellen sowie andere Reste des Abwehrkampfs an; es sieht aus wie auf einem zellulären Schlachtfeld. Die dabei anfallende Flüssigkeit, Gewebetrümmer und verdickte Zellmembranen behindern den Gasaustausch zusätzlich, sodass die Atmung erschwert wird.

Frauen entwickeln eine heftigere Entzündungsreaktion als Männer, was auf ihr empfindlicheres Immunsystem zurückzu-

---

95 Krammer F, Smith GJD, Fouchier RAM, Peiris M, Kedzierska K, Doherty PC, Palese P, Shaw ML, Treanor J, Webster RG, García-Sastre A: Influenza. Nature Reviews Disease Primers 2018;4:3

führen ist. Die Schäden im Lungengewebe werden bei ihnen langsamer repariert, sodass sie – auch bei ähnlichen Virustitern – stärker an einer Influenza leiden[96]. In der Schwangerschaft fallen die Symptome einer Influenza-A-Infektion ebenfalls heftiger aus.

Offenbar liegt es aus biologischer Sicht auch an dem schützenden Effekt des Testosterons auf das Lungengewebe, dass die Schädigungen durch Grippe und Lungenentzündungen bei Männern nicht so schwer ausfallen wie bei Frauen. Allerdings könnte die unterschiedliche Schwere der Erkrankung auch durch einen Gendereffekt begründet sein: Frauen betreuen weitaus häufiger die Kinder sowie pflegebedürftige Eltern und Großeltern, sodass sie sich zumindest mit der Grippe und grippalen Infekten leichter infizieren können als Männer[97].

Auf eine Grippe-Impfung reagieren Frauen mit höheren Antikörper-Konzentrationen als Männer. Doch nicht nur die Quantität, auch die Qualität der gebildeten Antikörper ist bei Frauen größer, was auf den stimulierenden Einfluss von Östrogenen zurückgeführt wird[98]. Allerdings ist die Akzeptanz der Impfung bei Frauen geringer, sie sind eher impfskeptisch, sodass mehr Männer das Vakzin erhalten.

Bei einer Lungenentzündung ist das Geschlechterverhältnis hingegen tendenziell umgekehrt. Davon sind hauptsächlich

---

96 Morgan R, Klein SL: The intersection of sex and gender in the treatment of influenza. Current Opinion in Virology 2019;35:35

97 Klein SL, Pekosz A, Passaretti C, Anker M, Olukoya P: Sex, gender and influenza. World Health Organization, Geneva 2010

98 Potluri T, Fink AL, Sylvia KE, Dhakal S, Vermillion MS, Vom Steeg L, Deshpande S, Narasimhan H, Klein SL: Age-associated changes in the impact of sex steroids on influenza vaccine responses in males and females. NPJ Vaccines 2019;4:29

Männer betroffen, besonders in der Kindheit und im Seniorenalter. Männer müssen mit schwereren Verläufen rechnen, sodass ihre Prognose bei einer akuten Erkrankung schlechter ist – das bezieht sich sowohl auf virale wie auf bakterielle Erreger[99]. Als Erklärung wird vermutet, dass Frauen – wie auch bei anderen Virusinfektionen – durch die unvollständige Aktivierung eines X-Chromosoms besser geschützt sind[100].

Bei Frauen kommt es während der Embryonalphase zu einem genetischen Mosaik aus Genen des mütterlichen wie des väterlichen X-Chromosoms, während bei Männern die Zellen einheitlicher mit den Genen von nur einem X-Chromosom ausgestattet sind. Frauen verfügen demnach über eine größere genetische Diversität im Kampf gegen eine Infektion, während Männer nicht so vielfältig gegen verschiedene Erreger gerüstet sind.

Unter Gendergesichtspunkten könnte es aber auch am geschlechtstypischen Verhalten von Männern und Frauen liegen, dass Männer schwerer von einer Lungenentzündung betroffen sind. Die Ansteckung erfolgt mittels Tröpfcheninfektion, aber eben oftmals auch über Oberflächen, auf denen die Mikroben überleben können. Männer waschen sich seltener die Hände als Frauen und benutzen, wenn sie es denn überhaupt tun, seltener Seife – ein Phänomen, das sich übrigens auch in den Gesundheitsberufen beobachten lässt, wie Untersuchungen unter Mitarbeitern einer Intensivstation gezeigt haben[101].

---

99 Casimir GJ, Lefèvre N, Corazza F, Duchateau J: Sex and inflammation in respiratory diseases: a clinical viewpoint. Biology of Sex Differences 2013;4:16

100 Migeon BR: The role of X inactivation and cellular mosaicism in women's health and sex-specific diseases. JAMA 2006;295:1428

101 van de Mortel T, Bourke R, McLoughlin J, Nonu M, Reis M: Gender influences handwashing rates in the critical care unit. American Journal of Infection Control 2001;29:395

FRAUEN AM ENDE: DEPRESSIONEN, PANIK, UNRUHE

Nichts geht mehr. Nichts versetzt die Seele noch in Schwingungen, weder heitere noch traurige Momente. Schwermut und krankhafte Niedergeschlagenheit sind eine Qual, und sie sind sehr verbreitet. Unipolare Depressionen stellen weltweit die häufigste Ursache für gesundheitliche Beeinträchtigungen dar. Frauen sind fast zweimal so oft davon betroffen wie Männer, oft sogar mehrmals in verschiedenen Lebensphasen[102]. Etwa 17 Prozent aller Männer und mehr als 25 Prozent aller Frauen machen mindestens einmal im Leben eine depressive Episode durch. Das Risiko, einen Rückfall zu erleiden und erneut depressiv zu werden, ist insgesamt sehr hoch und beläuft sich auf bis zu 60 Prozent.

Auch von anderen schweren seelischen Krankheiten und Beeinträchtigungen wie Ängsten, Panik und Unruhe sind Frauen deutlich öfter betroffen als Männer. Posttraumatische Belastungsstörungen kommen ebenfalls bei Frauen häufiger vor. Allerdings suchen sich Frauen auch eher medizinischen Rat und therapeutische Hilfe, wenn sie an einem dieser Leiden erkranken.

---

102 Friedrich MJ: Depression Is the Leading Cause of Disability Around the World. JAMA 2017;317:1517

Die Symptome einer Depression können vielfältig sein und äußern sich keineswegs nur in einem chronischen Stimmungstief und apathischer Niedergeschlagenheit. Bei Frauen kommt es während einer Depression häufiger als bei Männern zu Essstörungen wie Fresssucht oder Bulimie, Gewichtszunahme und Tagesschläfrigkeit. Außerdem sind Schlafstörungen bei Frauen sehr häufig, die sie im Alltag massiv lähmen – sie fühlen sich ständig müde und erschöpft. Ausreichend Schlaf schafft leider häufig keine Abhilfe, weil er zumeist wenig erholsam ist[103].

Bei Männern treten hingegen eher Beschwerden auf, die fehlgedeutet werden können, weil sie oftmals nicht den gängigen Symptombeschreibungen entsprechen. In manchen Diagnosekatalogen tauchen die entsprechenden Beschwerden gar nicht auf[104]. So können Männer mit Depressionen, anstatt dem Klischee entsprechend gedämpft und niedergeschlagen zu wirken, zu agitierter Unruhe neigen und reizbar oder sogar aggressiv reagieren. Manche geben sich im Zuge der Krankheit Alkoholexzessen hin, werden von anderen Substanzen abhängig und suchen immer wieder riskante Situationen. Zudem kann es zu diversen körperlichen Beschwerden wie unklaren Schmerzen, Herzrhythmusstörungen oder Verdauungsproblemen kommen, von denen die Diagnose Depression überdeckt wird.

---

103 Marcus SM, Kerber KB, Rush AJ, Wisniewski SR, Nierenberg A, Balasubramani GK, Ritz L, Kornstein S, Young EA, Trivedi MH: Sex differences in depression symptoms in treatment-seeking adults: confirmatory analyses from the Sequenced Treatment Alternatives to Relieve Depression study. Comprehensive Psychiatry 2008;49:238

104 Call JB, Shafer K: Gendered Manifestations of Depression and Help Seeking Among Men. American Journal of Men's Health 2018;12:41

Wenn Frauen zu Depressionen neigen, kommt es oft zu einer Symptomverstärkung: Sie zeigen häufiger als Männer typische Denk- und Verhaltensmuster, die zu einem schwereren Krankheitsbild beitragen und Rückfälle begünstigen. So grübeln sie stärker über ihren Zustand und die Zukunft nach, fühlen sich öfter verzweifelt und konzentrieren sich eher auf ihre Probleme als auf eine mögliche Lösung derselben[105]. Gesellt sich zu den übrigen Symptomen einer Depression eine ausgeprägte Hoffnungslosigkeit, steigt das Risiko für Suizide. Aus diesem Grund verüben Frauen etwa doppelt so oft Suizidversuche wie Männer. Allerdings sind Männer darin »erfolgreicher«. Ihre Versuche, sich umzubringen, verlaufen häufiger tödlich[106].

Warum ausgerechnet die Frauen?

Immer wieder wird die Frage aufgeworfen, warum Frauen so viel anfälliger für Depressionen sind als Männer und welche Faktoren dafür verantwortlich sein könnten. Einige biologische Einflüsse sind bekannt, wie die männliche Prägung durch Testosteron bereits im Mutterleib, die sich auf die neurobiologische Verknüpfung sowie die Gehirnfunktion offenbar schützend auswirkt. Mit dem weiblichen X-Chromosomen verknüpfte Gene können hingegen die Entwicklung und Verschaltungen

---

105 Nolen-Hoeksema S: Emotion regulation and psychopathology: the role of gender. Annual Review of Clinical Psychology 2012;8:161

106 Weissman MM, Bland RC, Canino GJ, Greenwald S, Hwu HG, Joyce PR, Karam EG, Lee CK, Lellouch J, Lepine JP, Newman SC, Rubio-Stipec M, Wells JE, Wickramaratne PJ, Wittchen HU, Yeh EK: Prevalence of suicide ideation and suicide attempts in nine countries. Psychological Medicine 1999;29:9

des Gehirns so beeinflussen, dass Depressionen wahrscheinlicher werden.

Ein weiterer Faktor für die weibliche Neigung zu Depressionen sind die hormonellen Einflüsse, die sich mit Beginn der Pubertät zeigen und dann immer wieder während verschiedener Lebensphasen erheblichen Schwankungen unterworfen sind. Dafür spricht, dass Mädchen bereits im Alter von zwölf Jahren mehr als doppelt so oft von Depressionen betroffen sind wie Jungen und der größte Unterschied in der Häufigkeit bei 16-Jährigen zu beobachten war[107]. Östrogen und Progesteron spielen hier eine entscheidende Rolle. So ist die Neigung zur Depression während bestimmter Zeiten des Zyklus größer, aber auch nach der Geburt droht eine Wochenbettdepression (»Baby-Blues«).

Die Wechseljahre gehen ebenfalls bei vielen Frauen über einen längeren Zeitraum mit starken Stimmungsschwankungen einher, sodass die Rolle der Hormone in der Entstehung der Depression auf keinen Fall unterschätzt werden sollte[108]. Insgesamt sind bei Frauen die Mechanismen der Stressregulation zeitlebens stärker gefordert als bei Männern[109].

Die genannten genetischen und physiologischen Faktoren sind es, die eine starke Wirkung auf die Hirnfunktion ausüben und die neurobiologischen Verschaltungen modulieren. Gemein-

107 Salk RH, Hyde JS, Abramson LY: Gender differences in depression in representative national samples: Meta-analyses of diagnoses and symptoms. Psychological Bulletin 2017;143:783

108 Epperson CN, Sammel MD, Bale TL, Kim DR, Conlin S, Scalice S, Freeman K, Freeman EW: Adverse Childhood Experiences and Risk for First-Episode Major Depression During the Menopause Transition. Journal of Clinical Psychiatry 2017;78:e298

109 Bale TL, Epperson CN: Sex differences and stress across the lifespan. Nature Neuroscience 2015;18:1413

sam mit frühen Belastungen und genetischen Risikofaktoren erhöhen sie die Wahrscheinlichkeit, dass Frauen eine Depression bekommen.

Doch »Anatomie ist kein Schicksal«, wie Fachautoren betonen, die den gesellschaftlichen Anteil der Erkrankung höher einschätzen[110]. Und natürlich gibt es auch zahlreiche äußere Faktoren als mögliche Auslöser: Einschneidende Ereignisse wie der Tod eines Partners oder Elternteils, aber auch der Verlust des Arbeitsplatzes oder eine Trennung können das Risiko für eine Depression auch später im Leben noch massiv erhöhen. Allerdings entwickeln Menschen auch bei schlimmsten Erlebnissen und Schicksalsschlägen nur dann eine Depression, wenn die entsprechende Disposition vorhanden ist, also die biologisch-sozialen Voraussetzungen gegeben sind.

Was die therapeutischen Möglichkeiten angeht, so sind die bisherigen Erkenntnisse zur optimalen medikamentösen Behandlung von Frauen alles andere als einheitlich. In einigen Studien scheinen Frauen manche Psychopharmaka besser zu vertragen, in anderen findet sich hingegen kein genderspezifischer Effekt. In diesem Bereich besteht noch erheblicher Forschungsbedarf, und etliche weitere Studien sind nötig, um zu klären, wie die Therapie für Frauen wie für Männer verbessert werden kann[111].

Allerdings deuten diverse Untersuchungen darauf hin, dass Frauen nach den Wechseljahren schlechter auf Antidepressiva ansprechen als jüngere Frauen, sodass gerade dann, wenn im

---

110 Parker G, Brotchie H: Gender differences in depression. International Review of Psychiatry 2010;22:429

111 LeGates TA, Kvarta MD, Thompson SM: Sex differences in antidepressant efficacy. Neuropsychopharmacology 2019;44:140

Alter die depressiven Verstimmungen zunehmen, besonders genau auf eine effektive Therapie geachtet werden sollte[112].

Wie wichtig effektive Behandlungen gegen die Depression wären, zeigt ein Blick auf potenziell drohende Folgen: So konnten US-Psychologen zeigen, dass die Wahrscheinlichkeit, an Herzschlag zu sterben, für Frauen dreimal so hoch ist, wenn sie glauben, dass sie besonders anfällig für einen Infarkt sind. »Depressivität und negative Gefühle erhöhen bei allen Menschen die Gefahr für einen Infarkt so stark wie Bluthochdruck«, sagt Karl-Heinz Ladwig, Herzexperte in der Psychosomatik der Technischen Universität München. Erschöpfung und Hoffnungslosigkeit in den sechs Monaten zuvor seien so typisch für einen drohenden Infarkt, dass Ärzte den Beschwerden mehr Aufmerksamkeit schenken sollten – und nicht nur auf »klassische« Risikofaktoren wie Bluthochdruck, Diabetes, erhöhte Blutfette und Rauchen achten sollten.

Unter Feuer – die Rolle von Entzündungen

Neben den biologisch-physiologischen und den sozial-psychologischen Faktoren, die zur Entstehung einer Depression beitragen und die Neigung von Frauen für diese Erkrankung begründen und verstärken können, gibt es auch Erklärungsmuster, in denen die ständige Wechselwirkung zwischen Biologie und Umwelt stärker betont wird. In diesen Modellen, die

112 Sramek JJ, Murphy MF, Cutler NR: Sex differences in the psychopharmacological treatment of depression. Dialogues in Clinical Neuroscience 2016;18:447

dem vergleichsweise neuen Forschungsbereich Psychoneuroimmunologie zuzuordnen sind, spielen chronische Entzündungen eine wichtige Rolle[113].

Dieser Theorie zufolge stimulieren frühkindliche Traumatisierungen, aktuelle negative Erlebnisse und andere psychische Belastungen diverse biologische Prozesse im Körper, die eine Entzündung begünstigen, was wiederum Auslöser für depressive Symptome sein kann[114]. Chronischer psychischer Stress löst demnach eine körperliche Stressreaktion aus, die hauptsächlich über das Immunsystem vermittelt wird. Es kommt zu systemischen Entzündungen – der Körper steht buchstäblich unter Feuer.

Derartige Entzündungen – in der Fachsprache als Inflammation bezeichnet – kommen ohne äußere Erreger wie Viren oder Bakterien aus; es braucht also weder eine Ansteckung wie bei einem grippalen Infekt noch eine eiternde Wunde. Die Entzündungen entstehen vielmehr durch psychische Konflikte, Zurückweisung, Abwertung oder Einsamkeit, weil durch diese als feindselig empfundenen Erfahrungen eine chronische Stressreaktion in Gang kommt, die über das körpereigene Abwehrsystem getriggert wird und den gesamten Organismus in Alarmbereitschaft versetzt.

In der Folge werden Immunzellen, Zytokine und andere Faktoren des Abwehrsystems aktiviert, die in den Blutgefäßen,

---

113 Slavich GM, Sacher J: Stress, sex hormones, inflammation, and major depressive disorder: Extending Social Signal Transduction Theory of Depression to account for sex differences in mood disorders. Psychopharmacology 2019;236:3063

114 Slavich GM, Irwin MR: From stress to inflammation and major depressive disorder: a social signal transduction theory of depression. Psychological Bulletin 2014;140:774

aber auch in verschiedenen Organen wie ein innerer Aggressor wirken und Entzündungen auslösen. Diese Kaskade an körperlichen Reaktionen kann wiederum Ursache für traurige Stimmung, Lustlosigkeit, Erschöpfung, Ängstlichkeit, sozialen Rückzug und andere typische Symptome einer Depression wie erhöhte Schmerzempfindlichkeit sein. Frauen sind diesen Mechanismen aufgrund der geschilderten biologischen Einflüsse, besonders der hormonellen Schwankungen, stärker unterworfen als Männer.

Über die Hirnregionen, in denen negative soziale Erfahrungen wie Angst, Zurückweisung und Isolation repräsentiert sind und verarbeitet werden, kommt es zur Hochregulation von Entzündungsprozessen in untergeordneten Ebenen[115]. Diese werden über das vegetative Nervensystem, also den Sympathikus- und den Vagus-Nerv sowie die hormonelle Achse vom Hypothalamus, über die Hirnanhangdrüse bis zu den Nebennieren vermittelt, wo Stresshormone wie Cortisol und Adrenalin ausgeschüttet werden.

Auf sozial bedrohliche Situationen reagiert der Organismus demnach nicht nur psychisch mit Angst oder Enttäuschung, sondern begleitend mit einer neurobiologischen Antwort. Er mobilisiert einerseits die Abwehrkräfte und stellt andererseits den Körper auf Alarmbereitschaft um. Denn die vermehrte Ausschüttung von Stressmolekülen führt dazu, dass die Aufmerksamkeit steigt, der Blick geschärft wird, die Muskeln im ganzen Körper angespannt sind und der Stoffwechsel sich so umstellt, dass alle verfügbaren Energiereserven abgerufen wer-

---

115 Irwin MR, Cole SW: Reciprocal regulation of the neural and innate immune systems. Nature Reviews in Immunology 2011;11:625

den können – während gleichzeitig die Verdauung ruhiggestellt wird, damit keine unnötigen Kräfte verbraucht werden.

Dieser Mechanismus wird als Fight-and-Flight-Reaktion des Sympathikus bezeichnet, die bereits unseren Urahnen in der Frühzeit dabei half, am Leben zu bleiben. Tauchten plötzlich gefährliche Raubtiere oder feindlich gesinnte Menschen auf, musste die komplette Energie bereitgestellt werden. Alles wäre jetzt bereit für den Kampf gegen einen Gegner (auch Wunden verheilen in dieser Situation schneller) oder wenigstens die Flucht vor ihm.

Es ist jedoch im Fall von Kränkungen, Zurückweisungen und anderen seelischen Verletzungen zumeist weit und breit kein Feind zu erkennen, der niedergestreckt werden könnte. Vielmehr handelt es sich ja »nur« um einen inneren Gegenspieler, der die Alarmreaktion auslöst, um Gefühle der Angst und Entwertung, von denen die seelische Integrität bedroht ist und die eine chronische Stressreaktion befeuern. Und dieser chronische Stress, dem sich alle Organsysteme und besonders das Gehirn ausgesetzt sehen, kann depressiv machen.

Besonders Zytokine spielen in der Entstehung von Depressionen eine wichtige Rolle. Darunter werden kleine, lösliche Eiweißmoleküle verstanden, die – ähnlich den Hormonen oder Transmittern – die Botendienste im Immunsystem übernehmen. Sie lotsen andere Akteure des Immunsystems zu den Orten, die chronisch unter Feuer stehen. Sie aktivieren Abwehrzellen, darunter Fresszellen und T-Zellen und tragen dazu bei, dass sich Antikörper bilden. Auf diese Weise wird eine chronische Entzündung aufrechterhalten – und die kann buchstäblich auf die Nerven gehen und dauerhaft seelisch krank machen.

SCHMERZ – ES TUT GANZ ANDERS WEH

Schmerz ist immer subjektiv. Jede und jeder spürt ihn für sich allein. Deshalb kann auch niemand den Schmerz, den jemand anderes verspürt, in genau dieser Form nachempfinden, und niemand kann sagen, wie sehr anderen etwas wehtut. Das gilt für körperliche wie seelische Schmerzen gleichermaßen, und daran ändern auch diverse Kriterien und Messmethoden nichts, die Mediziner entwickelt haben, um den Schmerz zu objektivieren (»Wie würden Sie die Schmerzen auf einer Skala von eins bis zehn einschätzen?«).

Wie Schmerz empfunden wird, ist zwar individuell, aber auch das Schmerzempfinden des Einzelnen ist niemals genau gleich. Mal tut es mehr weh, mal weniger. Es hängt von einer Reihe modulierender Faktoren (und sogar von der Tageszeit) ab, wie schmerzhaft es wird – darunter sind biologische, anatomische, physiologische, psychische und soziale. Es kommt entscheidend auf die Lebensumstände an und zwar sowohl im akuten Moment als auch generell. Wer gerade in großer Sorge ist, chronisch unzufrieden, depressiv verstimmt und womöglich einsam, dem wird der gleiche Schmerzreiz mehr wehtun als jemandem, der in heiterer Gesellschaft ist oder in anderen glücklichen Momenten Schmerzen auszuhalten hat.

Schon länger ist bekannt, dass unangenehme Emotionen der Zurückweisung wie Ausgrenzung und Mobbing auch körperlich schmerzen und die Schmerzschwelle senken. Ablehnung tut physisch weh. Die jeweiligen Hirnzentren für Unzufriedenheit, Einsamkeit und andere negative Gefühle sind eng mit jenen verknüpft, in denen die Schmerzwahrnehmung moduliert, an die Großhirnrinde weitergeleitet und damit ins Bewusstsein gebracht wird.

Welcher der genannten biopsychosozialen Faktoren die wichtigste Rolle spielt, ist noch unklar und von Situation zu Situation unterschiedlich. Vermutlich ist es ein Zusammenspiel der diversen Einflüsse – mal überwiegen die physischen Eigenheiten wie beispielsweise die neurobiologische Schmerzschwelle, mal sind es psychosoziale Gegebenheiten wie Stress, Angst und Unzufriedenheit, die über das Ausmaß der Schmerzen entscheiden.

Allerdings: So variabel diese Faktoren auch sind, die Forschung und der medizinische Alltag zeigen deutlich, dass Frauen im Durchschnitt mehr Schmerzen empfinden als Männer. Es gibt mehr Frauen, die unter Einschränkungen ihrer Gesundheit und manifesten Krankheiten leiden, die mit starken oder gar chronischen Schmerzen einhergehen. Zudem haben Frauen häufiger und intensiver Schmerzen als Männer, und sie leiden heftiger darunter[116]. Und schließlich gelten ihre Schmerzen als vielfältiger in ihrer Ausprägung[117].

---

116 Samulowitz A, Gremyr I, Eriksson E, Hensing G: »Brave Men« and »Emotional Women«: A Theory-Guided Literature Review on Gender Bias in Health Care and Gendered Norms towards Patients with Chronic Pain. Pain Research and Management 2018;2018:6358624

117 Bartley EJ, Fillingim RB: Sex differences in pain: a brief review of clinical and experimental findings. British Journal of Anaesthesia 2013;111:52

Sind Frauen empfindlicher?

Genetische Faktoren sind mitentscheidend dafür, wie intensiv Schmerzen wahrgenommen werden. Zudem ist das Schmerzempfinden von Frauen nicht jeden Tag gleich, sondern abhängig davon, in welcher Phase des Menstruationszyklus sie sich gerade befinden. Verschiedene Lebensphasen wie Schwangerschaften, die Einnahme von hormonellen Verhütungsmitteln wie der Pille und auch die Wechseljahre wirken sich deutlich auf das Schmerzempfinden aus. Es tut an keinem Tag genauso weh wie am anderen.

Die Hormone haben also einen erheblichen Einfluss auf das Schmerzempfinden von Frauen, auch wenn der Zusammenhang noch nicht im Detail geklärt ist. Eine große norwegische Studie, für die im Abstand von mehreren Jahren jeweils mindestens 5000 Frauen untersucht wurden, hat beispielsweise gezeigt, dass chronische Schmerzsyndrome häufiger bei jenen Frauen auftreten, die besonders früh in die Pubertät gekommen sind[118]. Sie waren länger und früher dem Einfluss der weiblichen Sexualhormone ausgesetzt.

Offenbar spielt das Alter während der Menarche, wie das Einsetzen der ersten Periodenblutung in der medizinischen Fachsprache genannt wird, eine wichtige Rolle für die spätere Anfälligkeit für Schmerzen. Interessanterweise beobachtete die Forschungsgruppe aus Norwegen, dass diese Neigung besonders für eine größere Schmerzempfindlichkeit im Nacken,

118 Lund CI, Engdahl B, Rosseland LA, Stubhaug A, Grimnes G, Furberg AS, Steingrímsdóttir ÓA, Nielsen CS: The association between age at menarche and chronic pain outcomes in women: the Tromso Study, 2007 to 2016. Pain 2022:10.1097/j.pain.0000000000002579

in den Armen, im Bauchbereich sowie für die allgemeine Schmerzneigung galt.

Auch neurobiologisch gibt es Unterschiede zwischen den Geschlechtern. So deutet vieles darauf hin, dass der Opioid-Rezeptor, also die Andockstelle für schmerzlindernde Reize im Gehirn, bei Frauen anders reagiert und anders reguliert wird als bei Männern. Offenbar ist die Erregungsschwelle für den Rezeptor bei Frauen niedriger, sodass ein Schmerzsignal dort früher registriert wird, offenbar auch, weil es ihnen früher wehtut.

Das ist nicht nur deswegen wichtig, weil damit beeinflusst wird, wie gut und schnell Schmerzmittel bei Frauen und Männern wirken, sondern es spielt auch für körpereigene Mechanismen der Schmerzlinderung eine Rolle. Etliche Endorphine, wie die euphorisierenden Schmerzmittel genannt werden, die der Organismus bei Lust, Anstrengung und Belastung (»Runners's High«) selbst ausschüttet, docken nämlich ebenfalls an den Opioid-Rezeptoren im Gehirn an.

Ob der Schmerz also noch mit eigenen Bordmitteln gedämpft werden kann, ohne dass Medikamente genommen werden müssen, ist von deren Wirkungsweise am Rezeptor abhängig – beziehungsweise davon, wie schnell dieser aktiviert wird. Und das hängt wiederum damit zusammen, wie feinjustiert der Rezeptor auf die ankommenden Reize reagiert.

Vorbilder für Schmerzensfrauen

Die Sozialisation der Geschlechter und ihre jeweiligen Rollenvorbilder in Kindheits- und Jugendtagen sind für das spätere Schmerzempfinden mindestens so wichtig wie die biologischen Faktoren. Schon Kinder werden früh mit unterschiedlichen Erwartungen konfrontiert: So lernen Jungs von früher Kindheit an, dass es zum männlichen Verhaltenskodex gehört, Stärke zu zeigen, durchzuhalten und Schmerzen zu ertragen. Sprüche wie: »Ein Indianer kennt keinen Schmerz«, halten sich bis heute. Mädchen lernen hingegen eher, sich empfindsam und zurückhaltend zu geben und ihrem Unbehagen wie auch ihren Gefühlen wortreich Ausdruck zu verleihen.

Diese Geschlechterklischees entspringen keineswegs nur veralteten Vorstellungen davon, wie Mädchen und Jungen und später Frauen und Männer sich zu verhalten haben, sondern sie sind im Alltag noch erstaunlich präsent, wie originelle Versuche und Erhebungen in verschiedenen Ländern gezeigt haben.

So wird der Wortschatz der Mädchen von den Eltern – besonders von ihren Müttern – stärker und früher um emotionale Inhalte erweitert und kreist deshalb schon in der Kindheit stark um die eigenen Gefühle. Mütter reden mit ihren Töchtern offenbar mehr über Empfindungen und ihre aktuelle psychische Verfassung als mit ihren Söhnen. Die Erkundung des eigenen Befindens spielt eine wichtige Rolle. Väter machen in dieser Hinsicht hingegen kaum Unterschiede zwischen Mädchen und Jungs und reden mit beiden ähnlich[119].

119 Aznar A, Tenenbaum HR: Gender and age differences in parent-child emotion talk. British Journal of Developmental Psychology 2015;33:148

Die Prägung fängt also bereits früh an, was sich auch daran zeigt, wie Kinder über Schmerzen oder andere Beschwerden klagen und wann. Hat sich ein Kind wehgetan und die Eltern reden in dieser Situation mit ihren Kindern ausführlich über die Symptome, darüber, wo es sie zwickt und plagt, verstärkt das die Schmerzempfindung der Kinder. Wird jedoch – etwa im Wartezimmer oder im Krankenhaus – über etwas anderes geredet und die Kinder sind genügend abgelenkt, ist die Schmerzempfindung bei ihnen bei Weitem nicht so ausgeprägt. In dieser Hinsicht gibt es jedoch kaum Unterschiede zwischen der Wortwahl und Themensetzung von Müttern und von Vätern[120].

Es ist also ein komplexes Gefüge aus Erziehung, Rollenbildern und gegenwärtigen Lebensumständen, das zusätzlich zu den biologischen Grundlagen die Wahrnehmung und den Ausdruck von Schmerzen beeinflusst. In Stein gemeißelt sind diese Unterschiede allerdings auch nicht, wie Wissenschaftler der Universität Leeds in einer feinsinnigen Untersuchung festgestellt haben. Sie zeigten zunächst, dass Probanden, die besonders hohe Werte für Maskulinität aufwiesen, Schmerzen auch länger aushielten. Wer hingegen höhere Werte in den Kriterien für Weiblichkeit erhielt, zeigte sich auch deutlich schmerzempfindlicher[121].

Dies bestätigte sich in der Praxis in diversen Versuchsreihen: Während verschiedener Experimente, für die Freiwillige möglichst lange schmerzhafte Kältereize ertragen mussten, hiel-

---

120 Moon EC, Chambers CT, McGrath PJ: »He says, she says«: a comparison of fathers' and mothers' verbal behavior during child cold pressor pain. Journal of Pain 2011;12:1174

121 Alabas OA, Tashani OA, Tabasam G, Johnson MI: Gender role affects experimental pain responses: a systematic review with meta-analysis. European Journal of Pain 2012;16:1211

ten Männer zunächst deutlich länger aus als Frauen, bis sie nicht mehr konnten und den Versuch abbrachen. Das alte Muster von den harten Kerlen und den empfindsamen Frauen schien sich wieder einmal zu bestätigen.

Noch spannender wurden die Ergebnisse allerdings, wenn die geschlechtertypischen Rollenerwartungen von den Versuchsleitern manipuliert wurden. Dazu veränderten die Forscher die Bedingungen und teilten den Teilnehmern mit, dass Männer und Frauen den schmerzhaften Versuch ähnlich lange aushalten würden (»Der typische Mann / die typische Frau schafft das in diesem Versuch 30 Sekunden lang«)[122].

Nach dieser Vorgabe gab es plötzlich keine Geschlechtsunterschiede mehr hinsichtlich der Schmerzschwelle, der Schmerztoleranz und der subjektiven Bewertung des eigenen Schmerzempfindens. Jetzt hielten Männer und Frauen die freiwillige Pein gleich lange aus.

Wie lange Männer und Frauen Schmerzen ertragen können, ertragen wollen oder meinen, sie aus gesellschaftlichen Konventionen ertragen zu müssen, ist also extrem abhängig von den Vorstellungen, die an das jeweilige Geschlecht herangetragen werden. Sind die Erwartungen ähnlich, kommt es auch zu ähnlichen Ergebnissen für Frauen wie für Männer.

---

122 Robinson ME, Gagnon CM, Riley JL 3rd, Price DD: Altering gender role expectations: effects on pain tolerance, pain threshold, and pain ratings. Journal of Pain 2003;4:284

Schmerzhafte Traditionen

Der Schmerzreiz entsteht irgendwo fern in der Peripherie. Der Hammer, der versehentlich auf dem Finger landet, die Reiszwecke, in die man mit nackten Füßen tritt, das Bauchgrimmen oder der plötzliche Schuss, der einem ins Kreuz fährt – jeder kennt das. Was und wie viel von den auslösenden Reizen jedoch tatsächlich als Schmerz wahrgenommen wird – also ob und wenn ja, wie weh es tut –, entscheidet sich weit entfernt vom eigentlichen Ursprungsort der Pein, nämlich erst unterwegs, während der neurobiologischen Schmerzweiterleitung über die sensiblen Nervenbahnen, das Rückenmark bis in die Hirnzentren und schließlich die Großhirnrinde.

Der Schmerzimpuls wird auf dem weiten Weg bis in die Zentrale auf vielfältige Weise moduliert. Man kann sich den Parcours des Schmerzes als eine Art Orientierungslauf vorstellen. Mal gilt es, unterwegs diverse Hindernisse zu überwinden oder Umwege zurückzulegen, mal geht es munter bergab und noch dazu mit Rückenwind und anfeuernden Zurufen.

In die Sprache der Neurobiologie übersetzt, bedeutet das: Es kann sein, dass der Schmerz von dämpfenden Faktoren wie guter Laune, netter Gesellschaft und euphorischen Gedanken so sehr gelindert wird, dass er gar nicht als Missempfindung wahrgenommen wird und kaum zu Bewusstsein gelangt. Möglich ist allerdings auch das Gegenteil, das heißt, dass verstärkende Faktoren wie Ärger, Einsamkeit und chronische Niedergeschlagenheit das Schmerzempfinden erhöhen. Und dann tut der identische Schmerzreiz plötzlich nicht mehr nur ein bisschen, sondern gleich verdammt weh.

Es sind gleichsam neurobiologische Türsteher, die darüber entscheiden, mit welcher Färbung und Intensität der Schmerzimpuls ankommt und ob in einer Rückkopplung die Schmerzweiterleitung verstärkt oder abgemildert wird. Das nachfolgende Bild ist schief, aber diese Türsteher-Regulatoren prüfen den Schmerz gleichsam auf Herz und Nieren, bevor er wahrgenommen wird. Und so entsteht wahlweise ein schreiend scharfes Schmerzgefühl von großer Gemeinheit, das einen zu zerreißen droht, oder aber nur ein geringes Unbehagen, das wenige Momente später schon wieder vergessen ist.

Die Modulation des Schmerzes ist nicht nur vom momentanen Gemütszustand, sondern auch von familiären Traditionen und anderen Vorbildern im näheren Umfeld abhängig. Ob ein Schmerz als stark oder schwach empfunden wird, kann auch davon beeinflusst werden, ob sich die Eltern beispielsweise bei jedem Zipperlein gleich auf dem Sofa gekrümmt haben oder nach einem anstrengenden Arbeitstag sofort hinlegen und »erst mal ausruhen« mussten – oder ob zu Hause nicht viel Aufhebens darum gemacht wurde, wenn es Vater oder Mutter mal nicht so gut ging und sie einfach weitergemacht haben.

Diese frühen Erfahrungen aus der Kindheit sind also wichtig dafür, ob jemand als Erwachsener schnell auf Schmerzreize anspringt oder ob es schon erheblicher Pein bedarf, um die Schmerzen überhaupt zu spüren. In traditionell geprägten Familienverhältnissen mag es eine Rolle gespielt haben, ob die Mutter sich häufig leidend zurückzog oder ob sich die Kinder kaum daran erinnern können, dass sie je einmal Schmerzen hatte und diesen Umstand – wenn es denn so war – kaum für der Rede wert hielt.

Über Schmerzen reden

Für den medizinischen Umgang mit Schmerzen von Männern und Frauen und die Reaktion von Ärztinnen und Ärzten darauf ist ein Punkt besonders wichtig: Frauen reden anders über Schmerzen als Männer, und sie erleben offenbar auch andere Formen von Schmerzen. Zwar gelten Frauen gemeinhin als robuster und weniger wehleidig als Männer gegenüber Schmerz und Pein. Schließlich nehmen sie unter der Geburt stundenlang heftigste Wehen und andere Schmerzen freiwillig und teilweise sogar mehrmals auf sich, die so erheblich sind, dass Männer sie sich angeblich gar nicht vorstellen können. Zudem erfahren viele Frauen regelmäßig jeden Monat körperliche und seelische Missempfindungen, wenn sie ihre Tage haben.

Trotz dieser – wie soll man es nennen: Vorbelastung oder Training? – deuten zahlreiche Befunde darauf hin, dass Frauen häufiger und an einer größeren Vielfalt von Körperregionen Schmerzen erfahren und diese zudem in einer anderen Intensität und größeren Dauer erleben. Zudem scheinen sie Schmerzen auch anders zu empfinden, sodass ihr Risiko, durch chronische Schmerzen dauerhaft eingeschränkt und krank zu bleiben, größer ist als das von Männern.

Auf medizinische Interventionen reagieren Frauen deshalb im Durchschnitt intensiver mit Schmerzen, was bei Untersuchungen und in der Therapie bisher ebenfalls zu wenig beachtet und meistens heruntergespielt wird. Frauen erfahren deshalb in der Medizin mehr und vor allem mehr unnötiges Leid, was sich in den meisten Fällen problemlos lindern ließe.

Ein weiterer Punkt: Damit in der Medizin erkannt wird und sich verbreitet, dass Frauen und Männer ihre Schmerzen unterschiedlich erleben, müssten die Leidensfrauen und -männer sich überhaupt erst mal äußern. Und wie offen und ausführlich sie über ihre Missempfindungen und Beschwerden reden, hängt stark von ihrem Gegenüber ab.

So zeigte sich in diversen Versuchen, dass Frauen, die sich freiwillig Schmerzen haben zufügen lassen, über mehr und stärkere Schmerzen klagten, wenn eine weibliche Untersucherin das Experiment leitete. Standen ihnen hingegen Männer als Versuchsleiter gegenüber, gaben Frauen ihren Schmerzen weniger Ausdruck[123]. Sowohl verbal als auch auf einer visuellen Skala zeigten Frauen gegenüber anderen Frauen stärker an, wenn sie an heftigeren Schmerzen litten, während sie sich Männern nicht so sehr anvertrauten und ihnen gegenüber offenbar Stärke zeigen wollten.

Ein weiterer Aspekt erschwert es Frauen, sich mit ihren Schmerzen verständlich zu machen: Passen die Schmerzen der Frauen nicht in das von Männern in der Medizin geprägte (und hauptsächlich in Studien mit Männern gewonnene) Bild, werden ihre Beschwerden als psychisch oder sogar eingebildet abgetan und auf allgemeine Überarbeitung, ihre besondere Empfindlichkeit oder schlicht allgemeinen Stress geschoben. Es liegt dieser Sichtweise zufolge also mal wieder an der Frau selbst, dass sie mit den Belastungen des Alltags und den Anforderungen an das Leben nicht zurechtkommt und deshalb Symptome entwickelt.

Diese Schuldzuschreibung ist nicht nur falsch, sondern auch noch aus einem anderen Grund äußerst problematisch: Schmerzen sind wichtige Warnsignale des Körpers. Sie kön-

123 McDougall JF, Bailey NGN, Banga R, Linde LD, Kramer JLK: The Influence of Examiner Gender on Responses to Tonic Heat Pain Assessments: A Preliminary Investigation. Frontiers in Pain Research 2021;2:729860

nen anzeigen, dass etwas nicht in Ordnung ist und der Mensch Hilfe oder Schonung braucht. Werden Schmerzen systematisch missachtet – zumindest wenn sie von Frauen kommen – und in der Medizin übersehen oder fehlgedeutet, besteht die Gefahr, dass Behandlungen zu spät eingeleitet oder Fehldiagnosen gestellt werden.

Mehr Schmerzen trotz gleicher Krankheit

Frauen sind anders als Männer. Sogar wenn sie unter Beschwerden an Knochen, Knorpeln oder Knie leiden, gibt es wichtige Unterschiede zwischen den Geschlechtern. Der Knorpel von Frauen ist beispielsweise weniger belastbar als der von Männern und zeigt deshalb eher Zeichen der Abnutzung und des Schwundes. Arthrose, aber auch rheumatische Erkrankungen entwickeln sich bei Frauen demzufolge früher und anders. Es kommt schon nach einer kürzeren Zeit der Fehlbelastung zu Schmerzen und Funktionsstörungen. Frauen tut also eine Arthrose häufiger und früher weh als Männern.

Für Ärztinnen und Ärzte bedeutet dies, dass sie besser verstehen müssen, wie diese häufige Krankheit bei den jeweiligen Geschlechtern fortschreitet und wann es Zeit für welche Therapie ist. Die Erkenntnisse und Erfahrungen, die aus der Behandlung von Männern gewonnen worden sind oder aus entsprechenden Studien, lassen sich jedenfalls nicht einfach auf den Körper und das Schmerzempfinden der Frau übertragen.

Ständig diese Migräne

Die Migräne hat es längst in den Alltag und in die Populärkultur geschafft. Sie gilt als Inbegriff für das Leiden von Frauen, die sich gerade unpässlich fühlen. In schlechten Witzen muss sie als Begründung herhalten, wenn Frauen keine Lust haben und nicht in Stimmung sind. Obwohl das Leiden als medizinische Krankheit fest etabliert ist, gilt die Behauptung, Migräne zu haben, oftmals als schlechte Ausrede, um unliebsamen Terminen, Treffen oder intimen Stelldicheins zu entgehen. Über diese Zuschreibungen gerät manchmal in Vergessenheit, dass a) die Migräne so heftig sein kann, dass die Betroffenen tagelang zu nichts in der Lage sind und b) auch Männer unter Migräne leiden können und es sie oftmals sogar ziemlich stark erwischt.

Allerdings ist das Geschlechterverhältnis ungleich. Etwa zwei Drittel der von Migräne Betroffenen sind Frauen, ein Drittel Männer. Doch egal ob Mann oder Frau – wer einen starken Migräneanfall erleidet, hat zumeist intensive Beschwerden. Dann sind alle äußeren Reize körperlich schmerzhaft und verschlimmern die Beschwerden. Helle Beleuchtung und selbst gedämpftes Tageslicht ist kaum auszuhalten, und der Kopf fühlt sich so an, als ob er gleich platzen würde. Übelkeit, Erschöpfung und starker Schwindel sind weitere häufige Begleitsymptome. Oftmals halten es die Migräne-Kranken nur im Bett aus und müssen dort mehrere Tage verharren.

Es ist wichtig, die Symptome und deren Häufigkeit genau zu erfassen, um beispielsweise zwischen Migräne und Spannungskopfschmerz unterscheiden zu können, wie Neurologen aus der Schweiz kürzlich festgestellt haben[124]. Frauen mit Migräne leiden demnach deutlich stärker als Männer unter einem unbefriedigenden Sexualleben, sie fühlen sich von ihrer Familie und den Freunden weniger gut verstanden, und sie sind beruflich stärker beeinträchtigt. Zudem sind ihre Ängste während der Migräne-Attacken ausgeprägter, und sie geben an, intensivere Schmerzen zu haben und länger darunter zu leiden.

Bei jenen Patienten, die unter Spannungskopfschmerz leiden, gibt es hingegen keine deutlichen Unterschiede zwischen den Geschlechtern. Um die Last der Krankheit zu mindern, sollte daher speziell bei Frauen mit Kopfschmerzen eine genauere Analyse der Beschwerden erfolgen.

Doch auch wenn es sich zweifelsfrei um eine Migräne handelt, ist es sinnvoll, die Beschwerden von Männern und Frauen zu unterscheiden. Bei Frauen sind die Schmerzen während einer Migräne-Attacke heftiger, und sie dauern länger an, zudem fühlen sich Frauen länger durch die Symptome beeinträchtigt und sehen sich dann keinesfalls in der Lage zu arbeiten[125]. Offenbar wird die Fähigkeit des Gehirns, sich wieder von dem neuronalen Gewitter im Kopf zu erholen, bei Frauen mit chronischer Migräne stärker in Mitleidenschaft gezogen als bei Männern. Sie haben also nicht nur heftigere Symptome, sondern die Regenerationsphase in der ersten Zeit danach ist auch stärker gestört.

In diesem Zusammenhang muss erwähnt werden, dass Frauen häufiger einen Schlaganfall erleiden als Männer – und neben

---

124 Neumeier MS, Pohl H, Sandor PS, Gut H, Merki-Feld GS, Andrée C: Dealing with Headache: Sex Differences in the Burden of Migraine- and Tension-Type Headache. Brain Science 2021;11:1323

125 Tsai CK, Tsai CL, Lin GY, Yang FC, Wang SJ: Sex Differences in Chronic Migraine: Focusing on Clinical Features, Pathophysiology, and Treatments. Current Pain and Headache Reports 2022 doi: 10.1007/s11916-022-01034-w

etlichen anderen Risikofaktoren erhöht auch chronische Migräne die Wahrscheinlichkeit, eine solche neurologische Ausfallserscheinung zu bekommen, besonders in jungen Jahren[126]. Zumeist geht sie auf eine Minderdurchblutung des Gehirns zurück, in selteneren Fällen ist die Ursache für einen Schlaganfall auch eine Hirnblutung.

In erster Linie werden Geschlechtshormone wie Östrogen, Testosteron und Progesteron dafür verantwortlich gemacht, dass Frauen für Migräne anfälliger sind und auch intensiver darunter zu leiden haben. Obwohl es immer deutlicher wird, dass Frauen unter Migräne anders leiden als Männer, gibt es bisher wenig gesicherte Erkenntnisse zu der Frage, ob sie auch anders auf die verschiedenen medikamentösen Therapiemöglichkeiten und andere Formen der Behandlung ansprechen.

Allerdings gibt es auch noch andere mögliche Risikofaktoren für Migräne, die sich geschlechtsabhängig ausprägen. So kommt Migräne bei Männern häufiger vor, wenn diese körperlich hart arbeiten müssen. Bei Frauen machen es hingegen Nachtarbeit, häufiger Wechsel der Arbeit und Schichtarbeit wahrscheinlicher, dass sie an Migräne leiden[127].

---

126 van der Weerd N, van Os HJA, Ali M, Schoones JW, van den Maagdenberg AMJM, Kruyt ND, Siegerink B, Wermer MJH: Sex Differences in Hemostatic Factors in Patients With Ischemic Stroke and the Relation With Migraine – A Systematic Review. Frontiers in Cellular Neuroscience 2021;15:711604
Linstra KM, van Os HJA, Ruigrok YM, Nederkoorn PJ, van Dijk EJ, Kappelle LJ, Koudstaal PJ, Visser MC, Ferrari MD, MaassenVanDenBrink A, Terwindt GM, Wermer MJH: Sex Differences in Risk Profile, Stroke Cause and Outcome in Ischemic Stroke Patients With and Without Migraine. Frontiers in Neuroscience 2021;15:740639

127 Affatato O, Miguet M, Schiöth HB, Mwinyi J: Major sex differences in migraine prevalence among occupational categories: a cross-sectional study using UK Biobank. Journal of Headache and Pain 2021;22:145

Kopf in Gefahr

Eine Schädel-Hirn-Verletzung kann schwerwiegende gesundheitliche Folgen haben: Bleibende kognitive Einschränkungen sind darunter, psychische wie neurologische Schäden und Behinderungen. Erfreulicherweise haben Fortschritte der Notfall- und Intensivmedizin dazu beigetragen, dass immer mehr Menschen Kopfverletzungen überleben. Das führt zugleich aber auch zu mehr behandlungs- und pflegebedürftigen Patienten, deren Gehirn nicht oder noch nicht wieder so funktioniert wie vorher. Allein in den USA leben etwa fünf Millionen Menschen mit solchen Hirnschädigungen, manche Wissenschaftler sprechen von einer »stillen Epidemie«.

Bedauerlicherweise wurden in vielen Studien über die Einschränkungen und den Heilungsverlauf nach einem Schädel-Hirn-Trauma ausschließlich Männer untersucht, wie Forscherinnen beklagen[128]. Eine Literaturanalyse hat ergeben, dass in 93 Prozent der Studien das Geschlecht nicht berücksichtigt wurde, obwohl es deutliche Unterschiede in der Regenerationsfähigkeit des Gehirns und anderer Parameter gibt. Sogar in Tierversuchen wurden die Erkenntnisse hauptsächlich an männlichen Tieren gewonnen, obwohl es längst Hinweise dafür gibt, dass beispielsweise die Immunreaktion im Hirngewebe auf Verletzungen bei weiblichen Tieren intensiver ausfällt als bei männlichen.

Zwar sind unter jungen Erwachsenen mehr Männer als Frauen von einem Schädel-Hirn-Trauma betroffen, der Anteil der Frauen

---

128 Krukowski K: Short review: The impact of sex on neuroimmune and cognitive outcomes after traumatic brain injury. Brain, Behavior, & Immunity – Health 2021;16:100327

nimmt aber in dieser Altersgruppe konstant zu. Zudem führt die längere Lebenserwartung von Frauen dazu, dass es unter den Senioren mit steigendem Alter mehr Frauen als Männer gibt, die nach Stürzen, Unfällen oder anderen Einwirkungen auf das Gehirn kognitive Einbußen zu ertragen haben.

Crashtest-Bubis

Tödliche Verkehrsunfälle sind in den meisten industrialisierten Ländern zwar immer seltener geworden. Bessere Sicherungssysteme in Autos tragen ebenso dazu bei wie Fortschritte in der akuten Behandlung von Notfällen. Allerdings gibt es eine wesentliche Lücke in den Sicherheitsbestimmungen für den Straßenverkehr: Die Tests für die Sicherheit und das Aufprallverhalten finden fast ausschließlich an Crashtest-Dummys statt, die nach männlichen Maßen geformt sind. Größe: 1,78 Meter. Gewicht: 75 Kilogramm.

Die durchschnittliche, erwachsene Frau wird in den europäischen Bestimmungen und Leitlinien hingegen nicht berücksichtigt, was die Sicherheit im Auto angeht. Es gibt keinerlei gesetzliche Anreize oder Vorschriften für die Hersteller, Prüfbehörden, Versicherer oder andere Beteiligte, die weibliche Crashtest-Dummys begünstigen würden oder es aus anderen Gründen attraktiv erscheinen lassen, die Sicherheit von Frauen im Auto speziell zu überprüfen[129]. »Die Interessen von

---

129 Linder A, Svedberg W: Review of average sized male and female occupant models in European regulatory safety assessment tests and European laws: Gaps and bridging suggestions. Accident, Analysis and Prevention 2019;127:156

Männern prägen das Gesetz«, beklagen die Autorinnen einer Studie aus dem Jahr 2019. »Übergeordnete Werte, zu denen sich die Europäische Union ansonsten bekennt, werden hier unsichtbar gemacht, und dies gefährdet das Alltagsleben von Frauen.«

Auch Nackenstützen in Autos sind nicht an die weibliche Größe und Anatomie angepasst. »Frauen haben höhere Risiken für schwere Schädel-Hirn-Traumen nach Autounfällen, weil die Nackenstützen auf männliche Normen ausgerichtet sind«, beklagt die Frauenärztin Maria Beckermann vom Arbeitskreis Frauengesundheit. »Darüber ärgere ich mich sehr. In unserem Auto – ein deutsches Fabrikat – ist die Nackenstütze nicht mal ansatzweise auf die Höhe einstellbar, die ich bräuchte, um geschützt zu sein.«

Dabei haben etliche Studien gezeigt, dass Frauen bei Verkehrsunfällen anders gefährdet sind als Männer und dass sich Autos, Nackenstütze, Airbags und Sicherheitsgurte entsprechend sicherer gestalten lassen. Frauen verletzen sich im Auto häufiger an den Armen, Oberschenkeln, dem Becken und dem Kopf – zudem sind Schwangere in Gefahr, dass es durch den plötzlichen Ruck am Gurt zu einer Plazentalösung oder anderen Störungen der Schwangerschaft kommt. Etliche Autohersteller testen inzwischen freiwillig mit einem »weiblichen« Dummy, allerdings ist der besonders klein und entspricht nicht der Durchschnittsfrau.

Initiativen und Ideen für mehr Sicherheit im Auto, die auch Frauen zugutekommt, gibt es. Verbindlich vorgeschrieben ist bisher wenig, denn die Tests und auch die Umrüstungen sind teuer. Bisher fehlt es am entsprechenden politischen Willen – und den gesetzlichen Vorgaben.

ÄRZTE REDEN MIT PATIENTINNEN ANDERS

Das Gespräch in der Arztpraxis oder im Krankenhaus ist immer ein besonderes. Ob Kranke mit Ärztinnen und Ärzten, Krankenschwestern und Pflegern, Physiotherapeutinnen oder Mitgliedern anderer Heilberufe reden: Die Kommunikation, die dort stattfindet, ist nicht einfach nur eine Unterhaltung, in der es zufällig um ein medizinisches Thema geht wie beim Plausch mit dem Nachbarn. Nein, sie kreist zumeist um Ängste, Sorgen und Hoffnungen. Dabei ist sie von klaren Erwartungen und Rollenzuschreibungen geprägt.

Die Distanz zwischen beiden Seiten – hier die Ärzte und andere Angehörige der Heilberufe, dort die Patienten – und die Unterschiede zwischen beiden Gruppen werden schon äußerlich und durch die typischen medizinischen Rituale sichtbar: Es gibt räumlich von den Behandlungszimmern getrennte Wartezimmer, und der Zugang zum Arzt oder auf Station ist durch medizinische Fachangestellte oder die erforderliche Anmeldung im Stationszimmer geregelt. Statusmerkmale wie Kittel, weiße oder grüne (manchmal auch blaue) Berufskleidung und Stethoskop, Stauschlauch oder Reflexhammer zeigen zudem an, zu welcher Seite man gehört.

Vor allem aber: Die Patienten und Patientinnen sind es, die etwas wollen, etwas brauchen oder gar in Not sind. Sie benötigen Rat, Linderung, Trost, ein Rezept oder eine Therapieempfehlung, Verordnungen zur Hilfe bei alltäglichen Verrichtungen wie der Körperpflege. Die Ärztinnen und Ärzte sowie das Pflegepersonal treten hingegen einseitig als Gebende auf, sie sind den Kranken überlegen und fungieren als Wegweiser oder Lotsen, die den weiteren Weg im Medizinsystem aufzeigen oder selbst direkt Hand anlegen, eine Untersuchung durchführen oder eine Behandlung verordnen.

Insofern ist die Arzt-Patienten-Beziehung von vornherein asymmetrisch, daran ändern auch die Schlagworte von einem Verhältnis oder Gespräch »auf Augenhöhe« oder die gemeinsame »informierte Entscheidungsfindung« (»informed consent«) nichts. Auch die Fähigkeiten und das Beurteilungsvermögen aufgeklärter Patientinnen und Patienten geraten schnell an ihre Grenzen, da sie nun mal selbst existenziell in ihrem Wohl und Wehe betroffen sind, wenn sie krank werden.

Kranke können zwar stapelweise Bücher und Fachartikel über ihr Leiden gelesen haben, sich stundenlang im Internet informieren und auf diese Weise zu Experten für ihre eigene Krankheit werden – sie bleiben dennoch immer subjektiv befangen in ihrem Wissen und ihrem Urteil, weil sie es eben selbst sind, die an der Erkrankung leiden, davor Angst haben, Schmerzen empfinden oder Komplikationen fürchten. Deshalb können sie nicht den distanzierten Blick von außen einnehmen, den Ärztinnen und Ärzte naturgemäß haben.

Patienten sind vielmehr abhängig vom Können und der Zuwendung der Behandler, und manchmal klammern sie sich an jedes Wort, das ihnen Hoffnung versprechen könnte. Daran ändert auch die sorgfältigste Internetrecherche nichts. Missverständnisse lassen sich in diesem Kontext kaum vermeiden, zu aufgeladen mit Erwartungen und Projektionen sind die Gespräche, manchmal auch eingefärbt von Ärger, Wut oder Verzweiflung.

Der Schriftsteller Robert Gernhardt hat in seinem Gedicht »Schneiden und Leiden« den fundamentalen Unterschied zwischen Ärzten und Patienten in präzisen Worten deutlich gemacht[130]. Zu Beginn heißt es: »Einer sagt: Wir müssen schneiden. Einer weiß: Ich muss jetzt leiden.« Das Gedicht schließt dann mit einem Passus, der deutlich macht, dass der eine zwischenzeitlich lediglich seine berufliche Rolle eingenommen und seine Aufgabe inzwischen erfüllt hat, der andere hingegen noch immer existenziell von der Krankheit oder dem Eingriff betroffen ist und auch nach der Operation weiterhin ein Patient bleiben wird: »Einer war der Schneidende, einer bleibt der Leidende.« Das Verhältnis, das die beiden kurzfristig zusammengeführt hat, wird in jedem Falle ungleich bleiben.

Diese systematische Ungleichheit lässt sich nicht auflösen, und daran ändert sich auch nichts, wenn Ärzte selbst zu Patienten werden. Im Gegenteil! Es kommt immer wieder vor, und die entsprechenden Anekdoten darüber sind zahlreich, dass hochgeachtete Mediziner, die als weltweit renommierte Fachleute für ein Organ oder eine bestimmte Krankheit galten, genau daran selbst erkrankten. Manche verhielten sich völlig irrational, sobald sie einmal davon betroffen waren, und lehnten Therapien ab, die sie zuvor jahrelang empfohlen hatten – oder sie setzten plötzlich auf obskure Behandlungsmethoden, die sie zuvor vehement abgelehnt hatten, weil deren Nutzen nicht erwiesen war.

---

130 Gernhardt R: Die K-Gedichte. Frankfurt a. M. 2004, S. 15

Völlig rational zu handeln, ist kaum möglich, wenn man vom subjektiven Leid erfasst wird. Für den unbefangenen Blick, was in welcher Situation am besten angeraten wäre, fehlt dann schlicht der Abstand.

Vor diesem Hintergrund einer sowieso schon strukturellen Asymmetrie zwischen Ärztinnen und Ärzten auf der einen Seite und Patientinnen und Patienten auf der anderen Seite, muss das medizinische Gespräch gesehen werden, wenn im Folgenden auf die geschlechterspezifischen Aspekte eingegangen wird, die es zusätzlich zu beachten gilt.

Sie kommen zwangsläufig hinzu, abhängig davon und unterschiedlich stark ausgeprägt, je nachdem, ob ein Arzt mit einer Patientin oder einem Patienten redet und ob eine Ärztin einen kranken Mann oder eine kranke Frau vor sich hat. Der Einfluss des Geschlechts auf die Kommunikation ist auf beiden Seiten kaum zu unterschätzen, wie sich in zahlreichen Untersuchungen gezeigt hat.

Wie kranke Frauen angeblich über ihre Beschwerden reden

Frauen sind nicht nur anders krank als Männer, sie haben nicht nur andere Beschwerden, Einschränkungen, Schmerzen und Bedürfnisse, sondern mit ihnen wird in der Medizin auch anders geredet. Wie die Kommunikation verläuft, ist abhängig davon, ob ein Mann oder eine Frau die medizinischen Gesprächspartner sind – also ob es sich um einen Arzt oder eine Ärztin handelt. Zudem reden Frauen selbst anders als Männer, wenn sie krank sind, und andere Rollenerwartungen und Vorurteile prägen die Arzt-Patientinnen-Kommunikation.

So unterstellen Ärzte ihren Patientinnen vorschnell, dass sie mehr Zeit brauchen, um ihre Beschwerden vorzubringen und auszuschmücken und dass sie mehr Erklärungen und Begründungen verlangen, sobald sie eine Diagnose bekommen haben oder weitere Untersuchungen oder Therapien geplant sind. Aus diesen Gründen gestaltet sich das Arztgespräch mit Patientinnen vielschichtiger, umfangreicher und erfordert von vornherein mehr Zeit.

Zeit, die es in der Medizin angeblich nicht gibt oder die sich zumindest Ärzte oft nicht nehmen. Teilen sich Patienten zu ausführlich mit, werden Ärzte schnell ungeduldig. Der Arzt, aber auch die Ärztin unterbrechen den Redefluss der Patientin zum ersten Mal nach 14 bis 18 Sekunden. Dadurch können entscheidende Hinweise für Diagnostik und Therapie verloren gehen.

Wenn sie krank werden, sind Frauen angeblich »komplizierter«, denn sie bringen im ärztlichen Gespräch mehr Symptome vor und reden zudem häufiger über ihre Gefühle, die persönlichen Beziehungen und alltäglichen Belastungen, über mögliche psychische Einflüsse auf ihr Befinden und wie diese mit ihren Beschwerden zusammenhängen könnten. Für etliche männliche Ärzte ist das offenbar nicht besonders hilfreich.

Anstatt es zu schätzen, dass sie auf diese Weise mehr Informationen bekommen, empfinden viele Ärzte diese emotionalen Zugaben als störend, zumindest aber als irritierend. Offenbar möchten sie zunächst ihre Fragen stellen, Symptome abhaken und die Liste der körperlichen Einschränkungen durchgehen und nicht schon mit einer vorgegebenen Deutung und allen möglichen Erklärungen konfrontiert werden, die noch dazu subjektiv eingefärbt sind.

Schließlich, so das gängige medizinische Vorurteil, drücken Frauen mehr Gefühle aus, wenn sie über ihre Beschwerden reden. Anstatt sich strikt an die »Fakten« zu halten – was immer in der Medizin darunter zu verstehen ist –, bewerten sie ihre Symptome emotional und schildern ihre Vermutungen, womit ihre Krankheit zusammenhängen könnte und warum sie gerade jetzt aufgetreten ist.

Frauen gelten zudem als empfindlicher als Männer: Im Gespräch fühlen sie sich vom Arzt schnell übergangen und in ihren Ausführungen unterbrochen, zudem bekommen sie häufiger zu hören, dass ihre Beschwerden vermutlich lediglich psychischer Natur seien und das problematische Organ vor allem ihr Kopf sei und nicht der restliche Körper.

Wenn sie von den Ärzten erklärt bekommen, was die Ursache ihrer Beschwerden sein könnte oder welches weitere Vorgehen gegen die Krankheit sinnvoll und geplant ist, akzeptieren Frauen diese Ausführungen längst nicht so bereitwillig, wie es Männer tun, oftmals beharren sie stattdessen hartnäckig auf ihren eigenen Deutungen. Viele Ärzte sind davon abgeschreckt, sie empfinden kritische Fragen und Widerspruch als potenzielles Hindernis für eine gelungene Therapie oder gar als Ablehnung ihres Behandlungsplans und nehmen – manchmal unbewusst – eine innere Abwehrhaltung an.

Wie wichtig eine gemeinsame Ebene der Kommunikation ist

Sind sich Ärzte und Patientinnen über die Ursachen der Beschwerden, ihr Ausmaß und den angemessenen Umgang damit nicht einig, führt dies häufig zu Konflikten. Auch wenn diese nicht immer angesprochen werden, sondern oftmals unter der Oberfläche ablaufen, kommt es in der Folge schneller zu Spannungen in der Arzt-Patientinnen-Beziehung. Dies ist nicht nur eine gelegentliche Beobachtung oder anekdotische Erkenntnis von Frauen, sondern hat erhebliche Bedeutung für die Qualität der Versorgung.

Schließlich ist es naheliegend, dass Therapien und Empfehlungen weniger befolgt werden, wenn sich Patienten nicht richtig verstanden fühlen. Und natürlich wirkt eine Behandlung schlechter, wenn Patienten sich nur selten und nicht regelmäßig daran halten und beispielsweise Medikamente nicht wie verordnet schlucken oder die Übungen zur Stärkung der Muskulatur nach einem Bänderriss nicht befolgen. Doch selbst, wenn Kranke die Tabletten vorschriftsmäßig einnehmen, lässt der erwünschte Effekt einer Therapie nachweisbar nach, wenn sie nicht von der heilsamen Wirkung überzeugt sind.

Die Erwartungshaltung, ob etwas wirkt oder nicht, ist ein entscheidender Faktor in der Behandlung, wie aus der Placebo-Forschung bekannt ist. Viele Ärzte sehen im Placebo-Effekt zwar noch immer eine allenfalls nebulöse Nebenwirkung, die sich nicht steuern lässt und nur die Beziehung von Ursache und Wirkung stört. Für viele Patienten ist der Begriff Placebo sogar negativ besetzt und gleichbedeutend mit wirkungslos.

Inzwischen wissen Forscher allerdings, dass Placebos nicht mit fehlender Wirkung gleichzusetzen sind, im Gegenteil. Durch eine positive Erwartung kann beispielsweise eine Medikamentenwirkung um ein Drittel gesteigert oder der Schmerz um eine ähnliche Dimension gelindert werden. Für den erstaunlichen Effekt spricht auch, dass Scheinbehandlungen im Hirnstoffwechsel reale Spuren hinterlassen. »Die sozialen und psychischen Reize durch Placebos wirken häufig an denselben Rezeptoren und über dieselben Mechanismen wie Medikamente«, sagt Fabrizio Benedetti, Neuroforscher aus Turin. Es handelt sich also nicht um eine diffuse »Psycho-Wirkung«, sondern der Effekt lässt sich auf molekularer und neurobiologischer Ebene nachweisen und wie ein Arzneimittel nutzen.

Bei Patienten begründete Zuversicht und den festen Glauben daran zu stimulieren, dass die besprochene Behandlung nicht nur sinnvoll ist, sondern auch segensreich wirken wird, ist ein mächtiges Werkzeug in der Hand von Ärzten, die dieses Instrument zu nutzen wissen. Insofern kommt es im Gespräch zwischen Ärzten und Patienten schon früh auf wohlwollendes Einverständnis und eine möglichst günstige Deutung der vereinbarten Therapieschritte an. Fühlt sich die Patientin hingegen vom Arzt nur missverstanden oder der Arzt vermutet, dass sich die Kranke sowieso nicht an seine Empfehlungen hält, ist die therapeutische Basis von vornherein brüchig.

»Eine Behandlung oder eine ärztliche Diagnose hat nicht bei jedem Menschen die gleiche vorhersagbare Wirkung«, sagt der Frankfurter Chirurg Bernd Hontschik, der sich zeit seines Berufslebens dafür eingesetzt hat, die Psychosomatik in allen ärztlichen Fachrichtungen zu integrieren. »Bei jedem Patienten ist das anders, je nachdem welche Bedeutung der Mensch der Therapie oder dem Wort des Arztes erteilt – die kann entsetzlich sein oder aber auch wunderbar wirken.« So verbindet ein Patient mit der Therapie eine Wunderheilung, der andere denkt, dass er vergiftet wird, und deutet alles, was der Doktor anstellt, negativ.

Außerdem ist bekannt, dass »schwierige« Patienten allgemein, in diesem Fall eben die widerspenstigen Frauen, schlechter oder später behandelt werden als Männer – oder mit weniger umfangreichen diagnostischen Mitteln und Methoden, weniger aufwendig und weniger invasiv. Dies geschieht ärztlicherseits oftmals ohne böse Absicht, hat aber dennoch nachteilige Folgen. Auch von anderen Patientengruppen (etwa von Menschen mit Migrationshintergrund und von den Angehörigen prekärer Schichten) ist bekannt, dass sie von Ärzten tendenziell als weniger kooperativ empfunden werden und daher oftmals Nachteile in der Behandlung erfahren.

Die Medizin ist weiblich

Frauen erzielen im Durchschnitt die besseren Noten im Schulabschluss als Männer. Und seit Jahren legen mehr Frauen das Abitur ab als Männer. Inzwischen sind ungefähr 70 Prozent der Medizinstudierenden in Deutschland weiblich und 65 Prozent derer, die das Studium auch abschließen. Unter den Apothekern sind sogar 71 Prozent Frauen.

Kein Wunder daher, dass auch der Anteil der an der ärztlichen Versorgung teilnehmenden Ärztinnen kontinuierlich ansteigt – und zwar um rund einen Prozentpunkt jährlich. Heute sind rund 48 Prozent der deutschlandweit in ärztlichen Berufen tätigen Menschen Frauen. In Berlin ist ihr Anteil noch höher und liegt bereits bei mehr als 52 Prozent.

Insgesamt sind in den Gesundheitsberufen laut einer Statistik aus dem Jahr 2020, die von der Universität Leipzig erstellt wurde, in Deutschland sogar etwa 81,8 Prozent der Beschäftigten Frauen – wobei dieses starke personelle Übergewicht eindeutig auf die Pflegekräfte und andere Heil- und Hilfsberufe zurückgeht.

Diese zahlenmäßige Überlegenheit könnte theoretisch dazu führen, dass Frauen in der Medizin nicht nur die Mehrheit stellen, sondern auch bevorzugt behandelt werden und auf ihre Bedürfnisse und Belange besonders Rücksicht genommen wird. Allerdings ist das Gegenteil der Fall.

Noch immer müssen Frauen Nachteile in fast allen Bereichen der Medizin hinnehmen und werden beispielsweise später untersucht und schlechter diagnostiziert und behandelt. Und in Führungspositionen sind sie sowohl in der Krankenversorgung als auch in der wissenschaftlichen Forschung äußerst selten zu finden. Je weiter es in den medizinischen Hierarchien nach oben geht, desto weniger Frauen sind dort anzutreffen.

Das ist alles nur psychisch – verkannte körperliche Leiden

Überall tut es weh. Die Schultern, der Rücken, aber auch in den Beinen. Wenn Frauen körperliche Beschwerden angeben, die sich nicht sofort einer Krankheit zuordnen lassen, werden ihnen von Ärzten häufiger seelische Not oder gar psychische Erkrankungen zugeschrieben, als dies körperlich kranken Männern widerfährt. Besonders trifft dies zu, wenn es an mehreren Stellen gleichzeitig schmerzt. Das kann ja nur psychisch sein!

Das seelische Gleichgewicht von Frauen scheint aus Sicht der Medizin ständig in Gefahr zu sein – und bevor ihre innere Balance völlig verloren zu gehen droht, reagieren sie eben zunächst körperlich und entwickeln unklare Schmerzen oder Funktionsstörungen, die sich nicht eindeutig zuordnen lassen. Frauen gelten als emotionaler und mental labiler, da scheint es doch nur folgerichtig zu sein, dass auch entsprechende Leiden eher bei ihnen vermutet werden.

Während ADHS, Substanzsüchte und antisoziales Verhalten mehr als doppelt so häufig bei Jungen, männlichen Jugendlichen und Männern vorkommen, gelten Frauen als anfälliger für die ganze Spannbreite der Depressionen, für Essstörungen, die Schizophrenie und andere schwere psychische Leiden. Diese Diagnosen werden bei ihnen deshalb vorschnell gestellt. Untersuchungen auf andere – eher körperlich geprägte Leiden – können durch diesen Kurzschluss hingegen unterbleiben oder gefährlich lange herausgezögert werden.

In Kliniken für Psychosomatik wie auch beim Therapeuten ist der Anteil von Frauen größer als der von Männern. Die »mental load« der Frauen, ihre Sorgen und Belastungen, aber vor allem die Ansprüche, die an sie gestellt werden und gegen die sie sich permanent abgrenzen müssen, wirken sich auch auf ihre Gesundheit aus. Die Erschöpfung der Frauen wird längst körperlich und seelisch verstanden und ist zum populären Buchtitel geworden[131].

131 Schutzbach F: Die Erschöpfung der Frauen. Wider die weibliche Verfügbarkeit. München 2021

Für die Medizin bedeutet diese verbreitete Vorstellung: Viele Leiden von Frauen, die mit organischen Beschwerden einhergehen, werden zunächst als psychische Erkrankungen abgestempelt. Die Frauen sollen sich nicht so anstellen, sie sind halt wieder mal verspannt, haben ihre Tage, leiden unter den Wechseljahren oder übertreiben.

Frauen werden deshalb später und oft auch schlechter behandelt. Die Folgen können verheerend sein: Ein Leiden, das jahrelang als psychische Unpässlichkeit etikettiert wurde, stellt sich plötzlich als eine zu spät erkannte Erkrankung dar. Das Bild von der weinerlichen, gefühligen und seelisch labilen Frau kann unnötiges Leid und eine schlechtere Prognose mit sich bringen.

Schilddrüse – die Überbehandlung der Unterfunktion

Diffuse Beschwerden können auch zur Übertherapie führen. Symptome wie Müdigkeit, Gewichtszunahme oder übermäßiges Frieren kommen häufig vor, das kennt jeder – und sie können alles oder nichts bedeuten. Mit Verstopfung, Haarausfall und trockener Haut ist es ähnlich, diese Beschwerden weisen ebenfalls nicht auf ein eindeutiges Krankheitsbild hin. Über eine unklare Gewichtszunahme klagen schließlich viele Menschen, manche frieren häufiger, und Haut und Haare geben auch gelegentlich Anlass zur Sorge. Doch irgendwann gehen die Betroffenen zum Hausarzt. Der Doktor weiß spontan oft nicht, wie er die ebenso vielfältigen wie unklaren Beschwerden deuten soll, und nimmt erstmal Blut ab. Hinter Müdigkeit und

Haarausfall könnte schließlich ein Eisenmangel stecken – oder eine Fehlfunktion der Schilddrüse.

»Die Einzelsymptome einer Unterfunktion der Schilddrüse sind völlig unspezifisch«, sagt Felix Beuschlein, Hormonexperte am Unispital Zürich. Die Bestimmung der Laborwerte ergibt bei vielen Menschen einen erhöhten TSH-Wert, die Abkürzung für Thyroidea-stimulierendes Hormon. Diese Substanz wird im Vorderlappen der Hirnanhangdrüse gebildet und regt die Schilddrüse an, die Schilddrüsenhormone T4 (Thyroxin) und T3 (Trijodthyronin) zu produzieren. Diese Hormone stimulieren wiederum den Stoffwechsel, regen Kalorienverbrauch und Körpertemperatur, Herzfrequenz und Darmfunktion an.

Zu mehr als 70 Prozent sind Frauen von den unklaren Beschwerden bei erhöhten TSH-Werten betroffen, zu knapp 30 Prozent Männer. Häufig treten die Beeinträchtigungen in mittleren Jahren, zwischen 30 und 50 auf. Schnell werden den erschöpften Frauen Hormone gegen ihr Stimmungstief und die allgemeine Ermüdung verschrieben. Antriebslosigkeit und Erschöpfung, zudem zeigt die Waage nach oben? Da haben wir was dagegen. Ärzte können auf diese Weise den Eindruck vermitteln, umgehend Abhilfe zu verschaffen. Manchmal liegen sogar keinerlei Symptome vor, sondern beim Check-up oder anderen Untersuchungen werden zufällig auffällige Schilddrüsenwerte entdeckt.

Ist das TSH erhöht, deutet dies darauf hin, dass die Schilddrüse nicht ausreichend Hormone produziert und die Hirnanhangdrüse den Mangel auszugleichen versucht, indem sie vermehrt das übergeordnete Hormon bildet. »Entscheidend für die richtige Interpretation der Laborwerte ist das Ausmaß der TSH-Erhöhung«, sagt Endokrinologe Beuschlein. »Mindestens 20 Prozent der Fälle mit leichter TSH-Erhöhung können sich spontan wieder normalisieren – auch ohne jede Behandlung. Diese Selbstregulation des Körpers wird durch eine vorschnelle Therapie jedoch verpasst.«

Die Obergrenze für den Normwert des TSH liegt – je nach Labor – bei 3,5 bis 4 milliUnits pro Liter (mU/L). Bekommen Patientinnen bei einem Wert von 5 mU/L oder leicht darüber sowie Müdigkeit und Gewichtszunahme von Ärzten gleich Schilddrüsenhormone verordnet, ist das zu früh – und widerspricht den ärztlichen Leitlinien. Diese sehen nämlich vor, erst bei einem TSH-Wert jenseits von 10 mU/L mit der Hormonersatztherapie zu beginnen; eine Ausnahme bilden Frauen in der Schwangerschaft oder mit aktuellem Kinderwunsch.

Die häufigste Ursache einer Unterfunktion ist eine Autoimmunerkrankung der Schilddrüse, die oft als Hashimoto-Thyreoiditis bezeichnet wird. Der Verlauf ist extrem unterschiedlich. In seltenen Fällen greift das Immunsystem die Schilddrüse so stark an, dass das Organ verschwindet und nur noch Narbengewebe übrig bleibt. Solche Patienten müssen natürlich Schilddrüsenhormone bekommen. Bei anderen ist die Konzentration der Antikörper aber so gering und die Selbstheilungskraft des Organs so groß, dass die Patienten zeitlebens keine Hormone benötigen.

Wie groß der Graubereich der unnötigen oder zumindest fragwürdigen Verordnungen ist, lässt sich schwer erfassen, aber offenbar betrifft der Großteil der angeblichen Unterfunktionen Patientinnen mit TSH-Werten zwischen 5 und 10 mU/L, die noch längst keiner Therapie bedürfen, sondern deren Hormonspiegel nach ein paar Monaten erneut kontrolliert werden sollte.

In einer Studie mit mehr als 110 000 Erwachsenen in den USA (darunter 73 Prozent Frauen) zeigte sich kürzlich, dass 60 Prozent der Patienten Schilddrüsenhormone bei TSH-Werten unter

10 mU/L verordnet bekamen, knapp 30 Prozent der Teilnehmer hatten sogar normale TSH-Spiegel[132]. »Diese Praxis steht völlig im Gegensatz zur wissenschaftlichen Evidenz, die zeigt, dass Hormonersatz weder die Lebensqualität, noch schilddrüsentypische Beschwerden wie Müdigkeit, depressive Symptome, Erschöpfung oder die kognitive Leistung verbessert«, schreiben die Autoren. »Es gibt eine substanzielle Übertherapie.« Seit Jahren beklagen kritische Mediziner diese groteske Form der Überbehandlung[133].

Im deutschsprachigen Raum fehlt in vielen Bereichen der Medizin die Dokumentation, wie notwendig und erfolgreich Therapien überhaupt sind. Die Behandlungsdaten werden oft nicht systematisch erfasst. Klinische Studien sind deshalb häufig von minderer Qualität. Das Ausmaß der Fehl- und Überversorgung kann daher schwerer beurteilt werden als in anderen Ländern. Laut Arzneiverordnungsreport finden sich Schilddrüsenhormone wie Levothyroxin jedoch seit Jahren unter den Top-10-Bestsellern auf dem Pharma-Markt. Sie gehören zu den »am häufigsten verordneten Medikamenten überhaupt und wahrscheinlich auch zu den am häufigsten irrational verordneten«, kritisierte der pharmaunabhängige *Arzneimittelbrief* im Jahr 2021[134]. »Trotz wiederholter Mahnungen vor einem ›Overuse‹ steigen die Verordnungszahlen weiter an.«

132 Brito JP, Ross JS, El Kawkgi OM, Maraka S, Deng Y, Shah ND, Lipska KJ: Levothyroxine Use in the United States, 2008-2018. JAMA Internal Medicine 2021;181:1402

133 Silverstein WK, Grady D: Overuse of Levothyroxine in Patients With Subclinical Hypothyroidism: Time to »Leve«-Out-Thyroxine. JAMA Internal Medicine 2021;181:1286

134 NN: Irrationale Verordnungen von Schilddrüsenhormonen. Der Arzneimittelbrief 2021;8:70

Ärzte wollen Patienten mit Beschwerden natürlich helfen und das möglichst sofort. Manchmal ist es da womöglich einfacher, einer Frau mit unklaren Symptomen Tabletten zu verschreiben, als den Patientinnen zu vermitteln, dass man erst sorgfältig den Verlauf beobachten möchte und sich die Beschwerden auch wieder geben könnten. Die Betroffenen haben ja jetzt die Symptome, sie spüren es doch. In der US-Studie kamen 60 Prozent der Verordnungen von Hausärzten und nur 11 Prozent vom Endokrinologen, wie Hormonexperten auch genannt werden.

»Wir sind in der Klinik eher damit beschäftigt, Schilddrüsenhormone wegzulassen oder es mit einem Auslassversuch zu probieren«, sagt Endokrinologe Beuschlein über die Patienten, die zu ihm kommen. »Es handelt sich bei der sofortigen Therapie um voreiliges ärztliches Handeln. Oft klagen Patienten ja über eine langjährige Odyssee, bis sie die richtige Behandlung bekommen. Hier ist das Gegenteil der Fall.«

Die überflüssige Behandlung hat medizinisch zumeist nur dezente Folgen, kann aber die Neigung zu Herzrasen, Schlafstörungen, Nervosität und Kopfschmerzen verstärken und damit die Lebensqualität verschlechtern. »Der zusätzliche Schaden ist groß«, sagt Beuschlein. »Denn den Betroffenen wird eine Diagnose angehängt, und sie fühlen sich als Kranke. Zudem kann das Etikett ›Unterfunktion‹ fortan als Pauschalerklärung für jede Art von Müdigkeit und Erschöpfung herhalten. Das wird zu einer sich selbst erfüllenden Prophezeiung, die den Patienten nicht guttut.«

Frauen in der Arztpraxis

Wenn Frauen zum Arzt gehen und behandelt werden müssen, führt das nicht zu den gleichen Ergebnissen wie bei Männern – besonders deutlich ist der Unterschied, wenn sie von einem männlichen Arzt behandelt werden und nicht von einer Ärztin. In dieser Geschlechterkombination müssen sie mit gleich mehreren Nachteilen rechnen, wie diverse Studien ergeben haben und wie die Beispiele in diesem Buch immer wieder zeigen.

So ist es nachgewiesen, dass die Arzt-Patient-Beziehung zwischen Frauen und männlichen Ärzten schlechter ist, dass die Diagnosen dann weniger gut gesichert sind und dass bei einer Frau in der Praxis die Wahrscheinlichkeit sinkt, dass eine schwerwiegende, ernste Erkrankung auch als solche erkannt wird. Und wenn dies doch der Fall ist, dann erst später.

Eine Erhebung unter mehr als 8000 neuseeländischen Ärztinnen und Ärzten zeigte diesen Zusammenhang deutlich auf[135], sodass die Studienautoren die männlichen Mediziner auffordern, sich der möglichen Benachteiligung immer bewusst zu sein, wenn sie Frauen behandeln. An die Frauen erging allerdings auch ein Ratschlag. Sie sollen sich nicht verstecken und mit ihrer Benachteiligung abfinden, wenn sie nicht ausreichend Gehör finden, sondern sich aktiver in die Arzt-Patienten-Beziehung einbringen. Auf diese Weise tragen sie dazu bei, dass sich ihre Kommunikation besonders mit männlichen Ärzten verbessert und sie in der Folge auch bessere Diagnosen und Therapien bekommen. Wenn Ärzte damit nicht umgehen kön-

135 Gross R, McNeill R, Davis P, Lay-Yee R, Jatrana S, Crampton P. The association of gender concordance and primary care physicians' perceptions of their patients. Women Health 2008;48:123

nen und entsprechend selbstbewusste Frauen als »kompliziert« abstempeln, sind sie womöglich nicht die richtigen, um ein langjähriges Vertrauensverhältnis zu ihnen aufzubauen.

Allerdings wird Frauen von Ärzten schnell unterstellt, dass sie etwas anderes mit dem Arztbesuch bewirken wollen, als nur ihre Beschwerden behandeln zu lassen, etwa dass es ihr Ziel ist, eine Krankschreibung zu erschleichen. Zudem vermuten Ärzte bei Frauen eher, dass sie sich sowieso nicht an die ärztlichen Empfehlungen halten werden und beispielsweise die Tabletten nicht wie verschrieben einnehmen oder die vorgeschlagenen Vorsorgeprogramme auslassen. Aus den genannten Gründen sind ihre Erfolgsaussichten in der Behandlung vieler Erkrankungen geringer, was sich auch in einer schlechteren Überlebensrate belegen lässt, wenn sie krank werden.

Im Detail zeigen sich beispielsweise erhebliche Unterschiede, wenn es um medizinische Ratschläge zur Ernährung, Bewegung, Gewichtsabnahme und allgemeinen Lebensführung geht[136]. Das ist umso erstaunlicher, weil diese »weichen« Gesundheitsfaktoren eher als eine Domäne der Frauen gelten. Doch eine Untersuchung in Frankreich ergab, dass oft keine Übereinstimmung in Fragen der Ernährung und der sportlichen Aktivität erzielt werden kann, wenn männliche Ärzte Frauen beraten und behandeln.

Behandeln Frauen hingegen Frauen, sind die Erfolgsaussichten, dass medizinische Empfehlungen auch umgesetzt werden, weitaus günstiger. Präventionsmaßnahmen werden eher befolgt

---

136 Schieber AC, Delpierre C, Lepage B, Afrite A, Pascal J, Cases C, Lombrail P, Lang T, Kelly-Irving M; INTERMEDE group: Do gender differences affect the doctor-patient interaction during consultations in general practice? Results from the INTERMEDE study. Family Practice 2014;31:706

und Therapien mit größerer Wahrscheinlichkeit auch so angenommen wie ärztlicherseits verordnet. Die Autoren erklären sich diese Unterschiede mit einer verständnisvolleren Kommunikation von Frau zu Frau, einer ruhigeren Tonlage und der größeren sozialen Nähe durch das gleiche Geschlecht, wodurch die Vorstellungen zu subjektiven Aspekten wie Gesundheitsnormen oder Lebensstil ähnlicher seien. Ermutigungen zu Veränderungen würden deshalb eher angenommen.

Besonders groß sind dieser Untersuchung zufolge die Unterschiede in der Zielvorstellung zwischen männlichen Ärzten und Patientinnen, wenn es um das Thema Diäten, Ernährungsumstellung und Gewichtsabnahme geht. In dieser Hinsicht ist es dreimal wahrscheinlicher, dass es zu Unstimmigkeiten zwischen Ärzten und Patientinnen kommt, als wenn es Ärztinnen sind, die mit Patientinnen oder Patienten über ihr Gewicht und eine gesunde Ernährung reden.

Frauen lassen sich von Ärzten offenbar nur sehr ungern sagen oder dazu motivieren, welches Gewicht und welche Figur sie anstreben sollten. Oder Männer treffen nicht den richtigen Ton, wenn es um dieses heikle Thema geht. Körperscham oder das Gefühl, in seinem Aussehen vom männlichen Arzt taxiert und nicht bei einer möglichen Veränderung unterstützt zu werden, spielen zusätzlich eine Rolle.

Dicke werden medizinisch schließlich oft auf ihr Dicksein reduziert, alle anderen Beschwerden vorschnell als Folge der überflüssigen Pfunde verbucht. Kaum ein Mensch mit Übergewicht, der beim Arzt und im Krankenhaus nicht schon abfällige Bemerkungen wegstecken musste.

Als »Fat-Shaming« – die Scham, nicht oder zu wenig dem gängigen Schlankheits- und Schönheitsideal zu genügen, hat dieses Gefühl sogar eine einprägsame Bezeichnung bekommen. Zu seinem Körper zu stehen, egal, wie er ist, wurde zwar in einer Art Gegenbewegung als »Body Positivity« bezeichnet, hat sich aber längst noch nicht überall durchgesetzt.

Vielleicht liegt es auch an der falschen Ansprache, denn der ewige Appell, dass sich Dicke gefälligst auf Normalgewicht herunterzuhungern hätten, ist in der Vergangenheit nicht gerade erfolgreich gewesen. Zu viel drohender Zeigefinger, noch dazu von oben herab, zu schwer im Alltag umzusetzen. Studien zeigen, dass 90 Prozent der Menschen selbst nach einem schweren Schicksalsschlag wie Herzinfarkt oder Schlaganfall nicht bereit sind, ihren Lebensstil zu ändern.

Hier soll es nicht um Schuldzuschreibungen oder Versäumnisse von einer der beiden Seiten – Patientinnen oder Ärzten – gehen, denn das ändert nichts an den negativen Folgen: Anregungen zur Verhaltensänderung oder einem gesünderen Lebensstil sind generell schwer umzusetzen. Und Frauen nehmen sie noch weniger an, wenn sie von Männern kommen.

Aus diesen Gründen ist es wichtig, dass Ärzte wie Ärztinnen über ihre Rolle und deren möglichen Einfluss auf die Beziehung zwischen den Geschlechtern Klarheit gewinnen und sich selbstkritisch hinterfragen. Die zumeist unbewusst ablaufende Dynamik zwischen den Geschlechtern und eingeübte Verhaltensweisen und Mechanismen in der Medizin können die Qualität von Therapie, Prävention und Beratung erheblich beeinflussen.

Wenn also eine Patientin einen medizinischen Rat nicht befolgt, kann es daran liegen, dass sie sich von ihrem männlichen Gegenüber nicht verstanden fühlt und deshalb alle Empfehlungen ablehnt, die von ihm kommen, egal was es ist. Womöglich hat er aber auch das Gefühl, dass sie sich mit ihren Wünschen und Bedürfnissen nicht verständlich macht oder seine Anregungen nicht aufnehmen wird und es deswegen sowieso sinnlos ist, ihr gute Ratschläge zu geben. Nachteilig für die Frau ist es in beiden Fällen.

FRAUEN UNTER DEM MESSER

Ärzte fühlen sich genauso wie Ärztinnen der medizinischen Ethik verpflichtet – auch wenn niemand mehr nach Abschluss des Medizinstudiums den Hippokratischen Eid schwört. Theoretisch behandeln sie alle Menschen gleich und wollen für alle ihre Patienten das Beste, unabhängig von deren Alter, Geschlecht, Einkommen, Bildungsgrad, Ethnie, Konfession, sexueller Orientierung oder anderen individuellen Vorlieben und Unterschieden.

Zudem machen Krankheiten ja keine Unterschiede zwischen den Geschlechtern, naturgemäß können sie Männer wie Frauen gleichermaßen betreffen. Krankheiten sind die großen Gleichmacher, urdemokratisch. Ein Beinbruch oder eine Hirnblutung kann jedem passieren – und genauso wenig unterscheiden Viren und Bakterien danach, ob sie einen Mann oder eine Frau vor sich haben und wen sie alsbald infizieren werden.

Individuelle Vorlieben, ob Kranke lieber zu einer Ärztin oder einem Arzt gehen, gibt es natürlich seit jeher, genauso wie persönliche Sympathien und Animositäten darüber entscheiden, ganz unabhängig vom Geschlecht. Sie sind vor allem von der jeweiligen Persönlichkeit abhängig, aber davon abgesehen sollte es in der Theorie eigentlich weitgehend egal sein, ob man von einer Ärztin oder einem Arzt behandelt wird und ob die Operation von einem Mann oder einer Frau verantwortet und geleitet wird. Auf den ersten Blick ist das einleuchtend – in der Praxis ergeben sich jedoch beträchtliche Qualitätsunterschiede für Frauen abhängig davon, wer von wem behandelt wird, wie zahlreiche Studien belegen.

Wer schneidet am besten ab?

Eine ruhige Hand. Genügend Wissen und Erfahrung. Ruhe und Umsicht, wenn es doch mal brenzlig wird. Vorher ermunternde Worte und Zuversicht – hinterher die Botschaft, dass erwartungsgemäß alles gut gegangen ist. Vermutlich sind das die wichtigsten Dinge, die sich Patienten von ihrem Arzt oder ihrer Ärztin wünschen, wenn sie operiert werden müssen. Man kann das als Einfühlungsvermögen und technisches Können zusammenfassen. Ist beides gegeben, sollte das Geschlecht des Operateurs eigentlich egal sein.

Doch so einfach ist es nicht. Eine umfangreiche Untersuchung aus den USA und Kanada ist im Dezember 2021 zu erstaunlichen Ergebnissen gekommen[137]. In der Studie ging es um die Qualität der Arbeit von Chirurginnen und Chirurgen. Dazu wurden die Ergebnisse und Folgen von diversen Operationen analysiert, insgesamt waren ungefähr 1,3 Millionen Patienten daran beteiligt.

Die Eingriffe wurden von insgesamt fast 3000 Chirurgen im Zeitraum zwischen 2007 und 2019 vorgenommen und umfass-

137 Wallis CJD, Jerath A, Coburn N, Klaassen Z, Luckenbaugh AN, Magee DE, Hird AE, Armstrong K, Ravi B, Esnaola NF, Guzman JCA, Bass B, Detsky AS, Satkunasivam R: Association of Surgeon-Patient Sex Concordance With Postoperative Outcomes. JAMA Surgery 2021;Dec 8:e216339

ten ein großes Spektrum an urologischen, orthopädischen und allgemeinchirurgischen Interventionen. Darunter waren Bypass-Operationen, Eingriffe an der Gallenblase, dem Darm, der Wirbelsäule, aber auch der Einbau künstlicher Hüft- oder Knieprothesen; schwere Operationen wurden ebenso analysiert wie kleinere Eingriffe. Spoiler vorweg: Unter dem Messer waren durchaus nicht alle Menschen gleich.

Die Auswertung ergab, dass es bei knapp 15 Prozent der Patientinnen und Patienten mindestens eine Komplikation unmittelbar oder bis zu 30 Tage nach dem jeweiligen Eingriff gab. Manchmal hielt die Naht nicht lange, oder das Operationsziel wurde nicht vollständig erreicht, also beispielsweise nicht das komplette krankhafte Gewebe entfernt. Zu den Komplikationen gehörten aber auch Blutungen, Wundinfektionen, erneut notwendige Krankenhauseinweisungen und deutliche Verschlechterungen des Zustands bis hin zu Todesfällen, die sich auf die ursprüngliche Operation zurückführen ließen.

Dabei machte es sehr wohl einen Unterschied, wer von wem behandelt worden war. Am schlechtesten waren demnach jene Frauen dran, die von männlichen Chirurgen operiert und behandelt worden waren. Ihr Risiko war um bis zu 15 Prozent erhöht, innerhalb der ersten vier Wochen medizinische Komplikationen oder andere negative Folgen des Eingriffs davonzutragen.

Wurden hingegen männliche Patienten von Chirurginnen operiert und betreut, mussten sie nicht mit mehr unerwünschten Nebenwirkungen und Komplikationen rechnen. Sie konnten sogar ein Ergebnis erwarten, das qualitativ ein wenig über dem Behandlungsdurchschnitt lag. Das Geschlecht von Behandelten und Behandlern macht also durchaus einen Unterschied für die Qualität eines Eingriffs und entscheidet mit darüber, wie es den Patienten anschließend ergeht. Frauen schneiden schlechter ab, wenn sie unter das Messer kommen, wenn es von einer männlichen Hand geführt wird. Männern geht es nach Operationen hingegen besser, besonders wenn sie von Frauen behandelt werden.

Allerdings machte es in einer Untersuchung aus dem Jahre 2017, in der die Ärztinnen besser abschnitten als Ärzte, keinen Unterschied, ob die behandelten Patienten männlich oder weiblich waren. Erst die weitere Analyse der Untergruppen ergab, dass es darauf ankam, ob gegensätzliche Geschlechter behandelt wurden und dass Frauen, die von Männern operiert wurden, am schlechtesten abschnitten. Umgekehrt war dies für Männer, die von Frauen behandelt wurden, nicht der Fall. Hier waren keine Nachteile für die Patienten zu erwarten.

Kann man(n) das auch anders sehen?

Erleiden Patienten mehr Komplikationen, wenn sie von Männern operiert werden, könnte das verschiedene Ursachen haben. Einerseits könnte es natürlich daran liegen, dass Frauen tatsächlich die besseren Chirurgen sind. Eventuell ist aber auch die Statistik durch sogenannte Störgrößen verfälscht, eine könnte die folgende sein: In den meisten chirurgischen Abteilungen haben die Männer mehr Berufserfahrung, einfach weil sie vermehrt eingestellt wurden und werden.

Zudem gibt es weitaus mehr männliche als weibliche Ober- und Chefärzte sowie andere Führungskräfte in der Medizin, besonders in der Chirurgie. Daher ist es naheliegend, dass die besonders schwierigen und komplizierten Fälle von den erfahrenen Männern und nicht von Frauen operiert werden – und dabei können naturgemäß auch mehr Komplikationen auftreten.

Wenn die Frauen in chirurgischen Fächern besser abschneiden, würde das dann nicht auf die schlechteren Fähigkeiten der Männer zurückzuführen sein, sondern an den schwierigeren Aufgaben liegen, die letztere zu bewältigen haben. Es ist wichtig, solche Einflussfaktoren in Studien zu berücksichtigen und die Ergebnisse danach zu »adjustieren«, also einzuberechnen, wenn die Auswahl der Patienten unterschiedlich ist.

Dazu müssen Gruppen gebildet werden, die auch statistisch miteinander verglichen werden können, also beispielsweise die Operationsergebnisse von Assistenzärzten mit denen von Assistenzärztinnen und die von Oberärzten mit denen von Oberärztinnen. Genau dies wurde in der erwähnten Arbeit im Fachmagazin *JAMA Surgery* getan – mit dem Ergebnis, dass weibliche Ärzte auch dann besser abschnitten, wenn sie mit gleichgestellten Ärzten verglichen wurden.

Besser zu anderen, aber selbst schlechter dran

Es gibt etliche weitere Untersuchungen, die das Bild von der Frau ergänzen, die andere zwar besser behandelt, aber selbst schlechter behandelt wird. So zeigte eine Studie aus Florida, dass Frauen, die einen Herzinfarkt erleiden, schlechter von männlichen Ärzten versorgt wurden und ein größerer Anteil von ihnen starb als unter den Männern, die einen Infarkt erlitten. Übernahmen hingegen Ärztinnen die Therapie, schnitten die weiblichen Patienten genauso gut ab wie die männlichen, und es gab auch nicht mehr Todesfälle unter ihnen[138].

Als Erklärung für diese Unterschiede wurde (und wird) angeführt, dass männliche Ärzte wohl systematisch die Schwere der Beschwerden von Frauen unterschätzen. Sie nehmen deren Angaben nicht so ernst oder halten sie für hauptsächlich »psychisch« bedingt. Dieses Phänomen ist auch aus der Schmerzbehandlung bekannt[139]. Zusätzlich spielt es womöglich eine Rolle, dass Frauen nach einer Operation männlichen Ärzten gegenüber weniger von ihren Schmerzen berichten, während dies männliche Patienten gegenüber Ärztinnen durchaus und durchaus ausführlich tun[140].

Letzteres ist zumindest erstaunlich, denn dem gesellschaftlichen Rollenverständnis zufolge müsste ja der Mann bei Schmerzen die Zähne zusammenbeißen und sich trotz aller Pein – erst recht gegenüber einer Frau – nichts anmerken lassen, während die Frau ihren Gefühlen freien Lauf lässt und ausführlich darüber klagt, wenn ihr etwas wehtut oder andere Beschwerden bereitet.

Ob es nun eine (unbewusste?) Geringschätzung der männlichen Ärzte gegenüber den Symptomen der Frauen ist, weib-

---

138 Greenwood BN, Carnahan S, Huang L: Patient-physician gender concordance and increased mortality among female heart attack patients. Proceedings of the National Academy of Sciences USA 2018;115:8569

139 Hoffmann DE, Tarzian AJ: The girl who cried pain: a bias against women in the treatment of pain. Journal of Law, Medicine & Ethics 2001;29:13

140 Meyer-Frießem CH, Szalaty P, Zahn PK, Pogatzki-Zahn EM: A prospective study of patients' pain intensity after cardiac surgery and a qualitative review: effects of examiners' gender on patient reporting. Scandinavian Journal of Pain 2019;19:39

liche Zurückhaltung oder eine Kombination aus beidem – es können ernste Nebenwirkungen und Komplikationen aus den beschriebenen Verhaltensmustern entstehen. In der Summe trägt dies zu unnötigem Leid und bei ausbleibenden Linderungsbemühungen sogar zu einem schlechteren Heilungsverlauf und ungünstigen Spätfolgen für die Frauen bei.

Bei intimen Untersuchungen kommt ein weiterer Aspekt hinzu. Diverse Studien haben gezeigt, dass gegengeschlechtliche Ärzte – also männliche Chirurgen bei weiblichen Patienten – Untersuchungen wie auch postoperative Kontrollen im Bereich des Unterleibs oder der Brust nicht immer so vollständig und gründlich ausführen, wie es nötig wäre. Dadurch können kleinere krankhafte Veränderungen und Komplikationen leicht übersehen werden. In der Folge unterbleibt womöglich eine eigentlich notwendige Intervention oder anderweitige Behandlung. Diese Zurückhaltung ist kein Zeichen von Rücksicht, sondern falsche unprofessionelle Diskretion und potenziell gefährlich.

Die Scheu vor schambesetzten medizinischen Untersuchungen ist bei einem gegengeschlechtlichen Arzt-Patienten-Verhältnis manchmal wechselseitig: Frauen bevorzugen es beispielsweise, wenn es darum geht, dass ihre Brüste abgetastet werden, dass dies nicht Männer, sondern Frauen übernehmen, auch wenn es hier kulturelle Unterschiede gibt[141]. Für die Operation der Brust ist ihnen das Geschlecht des Operateurs hingegen nicht so wichtig, hier kommt es den Frauen vor allem auf das handwerkliche Können und die medizinische Expertise an.

---

141 Groutz A, Amir H, Caspi R, Sharon E, Levy YA, Shimonov M. Do women prefer a female breast surgeon? Israel Journal of Health Policy Research 2016;5:35

In einer früheren Untersuchung hatten Forscher bereits an einer kleineren Gruppe von Probanden festgestellt, dass es Patienten insgesamt – egal, ob männlich oder weiblich – besser erging, wenn sie von Frauen behandelt wurden[142]. Seinerzeit wurde darüber spekuliert, dass diese Ergebnisse darin begründet sein könnten, dass Ärztinnen sich genauer an die medizinischen Leitlinien und Vorgaben halten und zudem stärker auf die Patientenwünsche eingehen.

Männer würden sich demnach nicht so penibel danach richten und auch mal »Freistil« operieren. Vom Lehrbuch abzuweichen, kann bei unerwarteten Komplikationen oder einem ungewöhnlichen Operationsverlauf zwar manchmal hilfreich oder sogar erforderlich sein, insgesamt hat sich aber das planmäßige Vorgehen nach den Leitlinien bewährt.

Zudem wird immer wieder angeführt, dass die Kommunikation von Ärztinnen im Vergleich zu ihren männlichen Kollegen empathischer und einfühlsamer sei. Deshalb würden die Patienten besser mitarbeiten, die Genesung werde dadurch stimuliert und deshalb seien viele Ärztinnen den Ärzten überlegen und hätten mehr Therapieerfolge. Sie gehen besser auf die Kranken ein, und das macht sie schneller gesund. Patienten fühlen sich von weiblichen Ärzten oft besser verstanden, und das wirkt sich – zusammen mit dem Placebo-Effekt und einer positiven Erwartungshaltung – günstig auf die Heilung und den postoperativen Verlauf insgesamt aus.

---

142 Wallis CJ, Ravi B, Coburn N, Nam RK, Detsky AS, Satkunasivam R: Comparison of postoperative outcomes among patients treated by male and female surgeons: a population based matched cohort study. British Medical Journal 2017;359:j4366

Kann man(n) das auch anders sehen?

Es ist ein Klischee, aber es bestätigt sich in Studien immer wieder: Frauen sind im Durchschnitt einfühlsamer. Sie können besser auf ihre Gesprächspartner eingehen, sind empathischer und erkennen deshalb die Bedürfnisse ihres Gegenübers eher. Kein Wunder, dass sie diese Fähigkeiten auch im beruflichen Kontext häufiger zum Wohle der Patienten einbringen. Aber kann man den Männern tatsächlich vorwerfen, dass sie hier Nachholbedarf haben? Schließlich fangen die Unterschiede schon früh an.

Aus zahlreichen Erhebungen und Untersuchungen ist bekannt, dass Eltern – besonders Mütter – anders mit ihren Töchtern reden als mit ihren Söhnen. Bereits im Kindergarten und während der Grundschulzeit bekommen Mädchen mehr emotionale Inhalte mit. Mütter reden mit ihnen eher darüber, wie sie sich fühlen und wie sie beispielsweise Streit oder Zurückweisungen empfinden, als mit ihren Söhnen. Das Vokabular der Mütter ist zudem stärker von Gefühlsbeschreibungen geprägt, wenn sie sich mit ihren Töchtern unterhalten.

Väter unterscheiden in der Wortwahl und den Gesprächsthemen hingegen nicht so deutlich zwischen Töchtern und Söhnen. Sie reden insgesamt weniger über Gefühle, aber das mit beiden Geschlechtern ähnlich. Für die Medizin heißt das, sich bewusst zu werden, dass es unterschiedliche kommunikative Kompetenzen geben kann und diese gegebenenfalls zu stärken. Das gilt für Männer, wenn sie in diesem Bereich Defizite haben, allerdings genauso wie für die wenig sensiblen Frauen, die es – nicht nur in der Medizin – ja auch gibt.

Es gibt weitere Erklärungsmöglichkeiten dafür, warum Frauen in der Medizin im Durchschnitt bessere Behandlungserfolge erzielen als Männer: Ärztinnen sind eher als ihre männlichen Kollegen zur Kooperation bereit und fragen schneller um Hilfe und Unterstützung nach, wenn sie in schwierige Situationen geraten. Sie sind nicht zu stolz oder gar gefährlich selbstsicher, um sich einzugestehen, wenn sie gerade nicht weiterkommen.

Sich keinen fachlichen Beistand zu holen, obwohl es dringend nötig wäre, ist als »Failure-to-Rescue«-Phänomen aus der Medizin, aber auch aus technischen Bereichen wie der Luftfahrt bekannt – und dafür sind Männer eher anfällig als Frauen. Dabei gelingt es im Team und durch die Unterstützung erfahrener Kolleginnen und Kollegen besser und schneller, zu erkennen und darauf zu reagieren, wenn sich der Zustand einer Patientin oder eines Patienten verschlechtert und dringend interveniert oder die Therapie abgeändert werden muss.

Eine andere Erklärung für die besseren Ergebnisse der Chirurginnen könnte natürlich auch darin bestehen, dass sie tatsächlich geschickter mit dem Skalpell und einfühlsamer mit den Patienten umgehen können. Das wäre allerdings nicht naturgegeben so, sondern hat vermutlich vor allem mit dem harten Weg zu tun, den sie hinter sich haben.

Frauen, die Chirurginnen werden wollen, müssen in diesem traditionell einseitig männerdominierten Fach gleich mehrere Hürden überwinden. Der ruppigere Umgang in dieser Disziplin gehört dazu, die vielbeschworene »chirurgische Kultur«, womöglich sexuelle Diskriminierung, aber auch die Arbeitsbelastung und die sich mit der Berufswahl verändernden Lebensumstände schrecken viele Frauen ab.

Aus diesen Gründen gibt es auch vergleichsweise wenig weibliche Chefärzte und andere Führungskräfte in der Chirurgie, was es wiederum schwerer für eine Frau macht, eine weibliche Mentorin zu finden, wenn sie sich dennoch für diese Facharztrichtung entscheidet.

Sodann findet ein positiver Selektionsprozess statt. Weil die Voraussetzungen für Frauen, in diesem Berufsfeld zu bestehen, aus den genannten Gründen deutlich schwieriger sind als für Männer, führt die Auswahl jener, die es trotz dieser widrigen Umstände wollen und schaffen, offenbar dazu, dass sie hartnäckiger, kompetenter und begabter sind und zudem bereit sind, härter zu arbeiten[143]. Wenn sie dann auch noch einfühlsam und kommunikativ geschickt sind, können sich Patienten bei ihnen in besten Händen fühlen.

Konträr zu diesen recht eindeutigen Befunden hält sich in den chirurgischen Fächern allerdings immer noch das hartnäckige Vorurteil, Männer seien die besseren Operateure. Diese Ansicht wird zumeist mit sowohl körperlichen als auch seelischen Vorteilen begründet, die keine seriöse Basis haben.

Demnach würden Männer besonders die mehrstündigen, fordernden Operationen besser durchhalten und seien zudem nicht so labil, sondern psychisch gefestigt. Sie hätten mehr Kondition und Willenskraft – und seltener Harndrang, den es schließlich auch während einer Operation manchmal zu unterdrücken gilt.

---

143 Lou Z, Yan FH, Zhao ZQ, Zhang W, Shui XQ, Liu J, Zhuo DL, Li L, Yu ED: The sex difference in basic surgical skills learning: a comparative study. Journal of Surgical Education 2016;359:902

In Studien konnte die Behauptung von der besseren körperlichen und mentalen Fitness der Männer allerdings nicht belegt werden. Hinsichtlich diverser Skills, wie feinmotorischer Fähigkeiten, Durchhaltevermögen und anderen chirurgischen Kompetenzen gibt es keinen Grund, Frauen die Eignung abzusprechen oder sie gar in der Berufswahl zu benachteiligen[144].

Wo bleiben die Chefchirurginnen?

Frauen spielen in der Chirurgie bisher eine Nebenrolle. Dabei haben sie offenbar Vorteile hinsichtlich Kommunikation, Patientenorientierung und Teamfähigkeit, was zu besseren Behandlungsergebnissen führt. Allerdings ist noch ein anderer, systemischer Aspekt von Bedeutung, der oft verschwiegen wird, wenn es um die beruflichen Nachteile von Frauen in der Chirurgie geht: »Der Elefant im Raum ist der Mangel an weiblichen Chirurgen«, schreiben die Chirurginnen Andrea Riner und Amalia Cochran[145]. »Eine Ungleichheit der Geschlechter gibt es fast überall in der Chirurgie.«

So beträgt der Anteil der Chirurginnen in den USA nur 22 Prozent, unter den orthopädischen Chirurgen finden sich gar nur

---

144 Sudario-Lumague R, Chiang YC, Lin TS: Gender Comparison of Medical Student Microsurgical Skills in a Laboratory Model. Journal of Reconstructive Microsurgery 2018;34:359
Van Hove C, Perry KA, Spight DH, Wheeler-Mcinvaille K, Diggs BS, Sheppard BC, Jobe BA, O'Rourke RW: Predictors of technical skill acquisition among resident trainees in a laparoscopic skills education program. World Journal of Surgery 2008;32:1917
145 Riner AN, Cochran A: Surgical Outcomes Should Know No Identity – The Case for Equity Between Patients and Surgeons. JAMA Surgery 2021 Dec 8, online

5,8 Prozent Frauen. In Deutschland wird ihr Anteil mit 18 Prozent sogar als noch niedriger angegeben, auch wenn der Prozentsatz in den letzten Jahren etwas gestiegen ist.

Die meisten Chirurgen glauben, dass sie alle Patienten gleich gut behandeln – unabhängig von deren Identität oder Geschlecht. Das Bewusstsein dafür zu schärfen, dass dem keineswegs so ist, sondern eine Schieflage zwischen den Geschlechtern zuungunsten der Frauen besteht, wäre ein weiterer wichtiger Punkt, in dem Nachholbedarf besteht. »Frauen mit chirurgischen Problemen sollten keinen Nachteil dadurch haben, dass es schlicht nicht genügend weibliche Chirurgen gibt oder zu wenige Chirurgen, die kompetent in der Versorgung weiblicher Patienten sind«, fordern Riner und Cochran.

Auch wenn es bisher keine umfangreichen Daten, sondern nur diverse Hinweise dafür gibt, ist es wahrscheinlich, dass Transgender-Personen und Menschen, die sich keiner der gängigen Geschlechterrollen zugehörig fühlen, noch größere Nachteile in der Medizin erleiden als Frauen[146]. »Wir sind es allen Patienten schuldig«, so Riner und Cochran, »dass wir ihnen die bestmögliche Behandlung zukommen lassen – unabhängig davon, wie sehr ihre Identität unserer oder unseren Vorstellungen entsprechen mag.«

---

146 Changoor NR, Udyavar NR, Morris MA, Torain M, Mullen JT, Kent TS, Smink DS, Green A, Haider AH: Surgeons' Perceptions Toward Providing Care for Diverse Patients: The Need for Cultural Dexterity Training. Annals of Surgery 2019;269:275

FRAUEN IN DER PANDEMIE

Zur Situation von Frauen während der Corona-Pandemie, die in Deutschland im Januar 2020 begann und sich dann besonders ab März desselben Jahres bis weit in das Jahr 2022 erstreckte, lässt sich vieles sagen. Während der diversen Lockdowns und in den Zeiten von Homeschooling und Homeoffice waren Frauen besonders gefordert und belastet. Viele Care-Arbeiten, also die Versorgung und Betreuung naher Angehöriger, blieben an ihnen hängen. Sie waren es hauptsächlich, die sich oft zusätzlich zu ihrem Beruf um die zu Hause gebliebenen Kinder und die isolierten Großeltern kümmerten und die »nebenbei« auch noch einen Großteil der Hausarbeit erledigten.

Das Wort »kümmern« erfasst kaum, wie vielfältig die Aufgaben waren. Dabei ging es ja nicht nur um die buchstäbliche Versorgung mit Essen, Kleidung und – bei bedürftigen Großeltern wie auch bei kleinen Kindern – um körperliche Pflege. Mindestens so fordernd war es, trotz ungewisser Aussichten Trost, Nähe und Fürsorge zu spenden. Zudem ging es oftmals ganz praktisch um Mithilfe bei den Hausaufgaben und ein offenes Ohr für die alltäglichen, aber während der Pandemie massiv angewachsenen Sorgen um Freundschaften, Zukunftsaussichten und anderen Fragen, die sich während der Bedrohung durch die Seuche nochmals intensiver und existenzieller stellten.

In der Krise fand ein Re-Traditionalisierungsschub statt. Auch bei Paaren, die sich für gleichberechtigt und modern halten und die in Umfragen gerne behaupten, dass sie sich die Pflichten und Aufgaben teilen, wurden den Frauen vermehrt Haus- und Betreuungsarbeiten übertragen. Die Folgen dieser Belastung und Überforderung sind noch längst nicht vollständig abzusehen. Etliche Spätfolgen werden sich vermutlich erst in einigen Jahren zeigen.

Deutlicher und früher als diese sozialpsychologischen Erosionen zeichnete sich ab, wie unterschiedlich sich die Krankheit, ihre Therapie und Prävention auf die verschiedenen Geschlechter auswirkte. Für die Debatte, welche Maßnahmen und Einschränkungen sich als angemessen erwiesen haben, wie gefährlich Covid-19 und mögliche Folgeerkrankungen tatsächlich waren, aber auch mit welchen Risiken die Impfung einherging, spielten die Schwere des Leidens und etliche weitere Aspekte eine entscheidende Rolle, weswegen hier ausführlicher auf diese Begleitumstände eingegangen werden soll.

Der verengte Blick auf das Impfrisiko

Weniger als ein Jahr, nachdem Ende Januar 2020 in Stockdorf nahe München bei einem Autozulieferer die ersten Fälle einer Infektion mit Sars-CoV-2 in Deutschland bekannt wurden, hatten gleich mehrere Pharmafirmen bereits einen wirksamen Impfstoff entwickelt. Kurz nach Weihnachten, vom 26. Dezember 2020 an, wurden die ersten Vakzine verimpft, mittlerweile sind in Deutschland weit mehr als 180 Millionen Dosen in den Oberarmen gelandet und knapp 80 Prozent der Bevölkerung mindestens einmal geimpft, die Rate der dreimal Geimpften (»Booster«) liegt bei 61 Prozent.

Männer haben unter der Erkrankung häufiger und auch schwerer zu leiden als Frauen, und ihr Risiko zu sterben ist um immerhin 68 Prozent gegenüber dem von Frauen erhöht[147]. So zeigte eine Untersuchung aus Italien, dass von jenen Patienten, die nach einer Infektion mit Sars-CoV-2 ins Krankenhaus eingewiesen werden mussten und dort auf einer kardiologischen Station behandelt wurden, 18 Prozent der Frauen starben – im Vergleich zu 26 Prozent der Männer[148].

Es gibt diverse biologische und genetische Erklärungen dafür, dass Frauen zumeist weniger heftig von einer Infektion mit Sars-CoV-2 betroffen waren als Männer und auch seltener daran gestorben sind[149]. So könnte die routinemäßige X-Inaktivierung, die zufällig eines der beiden X-Chromosomen während der Entwicklung von Frauen betrifft, offenbar deren robustere Immunantwort erleichtern.

Allerdings werden nicht alle Gene auf dem zweiten X-Chromosom der Frauen inaktiviert, sodass manche in einer stärke-

---

147 Chen UI, Xu H, Krause TM, Greenberg R, Dong X, Jiang X: Factors Associated With COVID-19 Death in the United States: Cohort Study. JMIR Public Health Surveillance 2022, doi: 10.2196/29343

148 Lombardi CM, Specchia C, Conforti F, Rovere MT, Carubelli V, Agostoni P, Carugo S, Danzi GB, Guazzi M, Mortara A, Piepoli M, Porto I, Sinagra G, Volterrani M, Ameri P, Gnecchi M, Leonardi S, Merlo M, Iorio A, Bellasi A, Canale C, Camporotondo R, Catagnano F, Dalla Vecchia LA, Di Pasquale M, Giovinazzo S, Maccagni G, Mapelli M, Margonato D, Monzo L, Nuzzi V, Oriecuia C, Pala L, Peveri G, Pozzi A, Provenzale G, Sarullo F, Adamo M, Tomasoni D, Inciardi RM, Senni M, Metra M: Sex-related differences in patients with coronavirus disease 2019: results of the Cardio-COVID-Italy multicentre study. Journal of Cardiovascular Medicine 2022;23:254

149 Arnold CG, Libby A, Vest A, Hopkinson A, Monte AA: Immune mechanisms associated with sex-based differences in severe COVID-19 clinical outcomes. Biology of Sex Differences 2022;13:7

ren Ausprägung vorliegen als bei Männern, für die der Genotyp XY charakteristisch ist. Frauen reagieren daher auf eine Infektion mit einer umfassenderen Bildung von Antikörpern und erholen sich im Vergleich zu Männern auch schneller von einer Infektion.

Bei Männern trägt zudem der im Alter oftmals verringerte Testosteron-Spiegel dazu bei, dass die Entzündungsreaktion des Körpers, um den Erreger in Schach zu halten, nicht mehr optimal abläuft. Diverse Zytokine und Interleukine, das sind die Botenstoffe des Immunsystems, von denen die Abwehrreaktion stimuliert oder gedämpft wird, werden durch männliche Geschlechtshormone günstig moduliert. Allerdings schwindet dieser schützende Einfluss mit zunehmenden Lebensjahren. Bei beiden Geschlechtern spielt der Hormonstatus eine wichtige Rolle – Frauen vor den Wechseljahren sind besser vor einer Infektion geschützt als Männer, während sich das Risiko nach den Wechseljahren etwas angleicht.

Neben diesen immunologischen Faktoren könnte es aber auch sein, dass ihr umsichtiges Verhalten die Frauen besser vor einer Corona-Infektion geschützt hat als Männer. Sie waschen sich offenbar häufiger und sorgfältiger die Hände und gehen zudem durch ihre Erfahrungen in der Betreuung von Kindern und älteren Menschen sorgsamer mit Infektionsrisiken um. Diese Faktoren könnten ebenfalls zum Unterschied in der Krankheitsschwere und der Sterblichkeit an Sars-CoV-2 beigetragen haben – genauso wie die Tatsache, dass mehr Männer als Frauen rauchen und Männer zudem häufiger an Vorerkrankungen leiden, was beides einen schwereren Verlauf begünstigen kann.

Während die stärkere Abwehrreaktion der Frauen grundsätzlich positiv ist, wirkt sich ihre robustere Immunantwort auf die Nebenwirkungen der Impfung und ihre möglichen Folgen potenziell negativ aus. Haben Männer Schlimmeres von der Infektion zu befürchten, drohen Frauen daher mehr Nebenwirkungen durch die Impfung, auch wenn die negativen Auswirkungen um gleich mehrere Größenordnungen seltener sind und milder ausfallen als die Symptome und Komplikationen einer Covid-19-Erkrankung.

Insgesamt kamen diverse Studien zu dem Schluss, dass leichte Nebenwirkungen wie Schmerzen an der Einstichstelle, Fieber, Schüttelfrost und eine über wenige Tage andauernde Müdigkeit und Abgeschlagenheit bei Frauen öfter vorkamen als bei Männern. Zugleich klagten sie auch etwas häufiger über schwerwiegendere Komplikationen. Insgesamt lag demnach das Risiko für Frauen, eine Nebenwirkung zu erleiden, um etwa das Doppelte höher als bei Männern[150].

Die immunologische Reaktion auf eine Impfung ist bei Frauen offenbar stärker ausgeprägt, ihr Abwehrsystem antwortet erkennbar vehementer. Eine Untersuchung von mehr als 16 000 Geimpften, die alle Angestellte einer Klinikkette in Deutschland waren, zeigte, dass Frauen heftiger darauf ansprachen, nachdem sie das Vakzin bekommen hatten und im Durchschnitt anschließend länger der Arbeit fernblieben als Männer[151].

---

150 Green MS, Peer V, Magid A, Hagani N, Anis E, Nitzan D: Gender Differences in Adverse Events Following the Pfizer-BioNTech COVID-19 Vaccine. Vaccines 2022;10:233

151 Nachtigall I, Bonsignore M, Hohenstein S, Bollmann A, Günther R, Kodde C, Englisch M, Ahmad-Nejad P, Schröder A, Glenz C, Kuhlen R, Thürmann P, Meier-Hellmann A: Effect of gender, age and vaccine on reactogenicity and incapacity to work after COVID-19 vaccination: a survey among health care workers. BMC Infectious Diseases 2022;22:291

Etwas geringere Nebenwirkungen traten – bei beiden Geschlechtern – auf, wenn die Klinikmitarbeiter einen mRNA-Impfstoff (von Biontech oder Moderna) und nicht die Vakzine von AstraZeneca oder Janssen gespritzt bekamen.

Und die Forschung zu Sars-CoV-2?

Unter Wissenschaftlerinnen und Wissenschaftlern wächst zunehmend das Bewusstsein dafür, dass Frauen in der medizinischen Forschung oftmals systematisch benachteiligt sind und dass dieser Zustand längst noch nicht beseitigt ist. Doch immerhin gibt es erfreuliche Fortschritte zu berichten: So hat eine Forschergruppe aus den Niederlanden unter Beteiligung der Europäischen Arzneimittelagentur (EMA) festgestellt, dass in den groß angelegten Impfstoff- und Therapiestudien zu Covid-19 und Sars-CoV-2 Frauen und Männer in den meisten Fällen gleichermaßen gut repräsentiert waren[152].

Trotz aller Schrecken der Pandemie ist das ein zuversichtlich stimmendes Zeichen, denn bei Corona und den weitreichenden Folgen einer Infektion mit Sars-CoV-2 und möglichen Heilmitteln oder Impfstoffen dagegen handelt es sich um ein neuartiges Forschungsfeld, das erst mit Jahresbeginn 2020 in das Bewusstsein der Öffentlichkeit rückte, als sich die Seuche rasend schnell vom chinesischen Wuhan aus rund um den Globus verbreitete.

---

152 de Vries ST, Starokozhko V, Schellens IMM, Wijnans L, Enzmann H, Cavaleri M, Mol PGM: Attention for sex in COVID-19 trials: a review of regulatory dossiers. BMJ Global Health 2022;7(3):e008173

Die Wissenschaftlerinnen und Wissenschaftler untersuchten für ihre Analyse die Zulassungsstudien und späteren Fachartikel, die zu den Impfstoffen von Biontech, Moderna, AstraZeneca und Janssen eingereicht und veröffentlicht wurden, sowie die entsprechenden Unterlagen zu Therapiestudien mit Dexamethason und Remdesivir. Beides sind Medikamente, die bei einer notwendigen Hospitalisierung die Beschwerden lindern und Abhilfe schaffen können. Zudem konnten die Forscher zusätzlich interne Dokumente der Hersteller auswerten.

Nur in den Untersuchungen zur Behandlung hospitalisierter Covid-Patienten mit Remdesivir waren demnach weniger Frauen aufgenommen worden, als es für die Auswertung wünschenswert gewesen wäre, sodass die Autoren zu dem Schluss kommen, dass es insgesamt »keine strukturelle Unterrepräsentation von Frauen in Covid-19-Studien« gibt.

Die Auswertung geschlechtsspezifischer Daten zu fünf der sechs untersuchten Vakzine und Medikamente ergab außerdem, dass es nur geringe Unterschiede in der Wirksamkeit und Sicherheit dieser Produkte zwischen Männern und Frauen gab. Diese Unterschiede fielen jedoch so marginal aus, dass sie vermutlich keine oder allenfalls geringe klinische Relevanz hatten.

Immerhin: Wenigstens in einem komplett neuen Forschungsbereich, der erst vor zwei Jahren und dann aber umso vehementer relevant wurde – und dann die Wissenschaft über mindestens 24 Monate dominierte wie kaum ein anderes Thema zuvor –, konnte nicht von einer systematischen oder strukturellen Benachteiligung von Frauen ausgegangen werden. Es soll nicht zynisch klingen, aber diesen einen Fortschritt hätte die Seuche immerhin gebracht.

Die Belastung durch die Seuche

Erschöpft, angestrengt, ausgelaugt und seelisch wie körperlich am Ende waren vermutlich nahezu alle Menschen während der Corona-Pandemie. Die Belastungen fielen zwar individuell unterschiedlich aus, waren aber insgesamt enorm. Zusätzlich zu der Angst um die eigene Gesundheit und die der nächsten Angehörigen und Freunde kamen Befürchtungen um die wirtschaftliche Stabilität, das eigene Einkommen – gerade bei Selbstständigen – und die Sicherheit des Arbeitsplatzes.

Neben diesen existenziellen Sorgen mussten täglich konkrete Schutzmaßnahmen eingehalten und Einschränkungen hingenommen werden, die den Alltag oftmals erschwerten – Masken, Tests, Abstand, Hygiene, um nur einige zu nennen. Zudem galt es, die Kinder im Homeschooling zu betreuen oder ihnen in der langen Zeit der Isolation und Trennung von ihren Freunden Zuversicht zu geben – und nebenbei selbst mit den veränderten Lebens- und Arbeitsbedingungen zurechtzukommen.

Wenn Frauen während der Pandemie krank wurden, zogen sie sich tendenziell eher zurück als Männer. So zeigte sich in einer Studie mit fast 10 000 Krebskranken, dass sich Frauen mit einem Tumor stärker sozial isolierten und allein fühlten als gleichaltrige Männer mit einer ähnlichen Diagnose[153]. Dieses Phänomen war nicht etwa besonders ausgeprägt bei älteren Frauen zu beobachten, die womöglich nicht mehr in einer Be-

153 Hathaway CA, Bloomer AM, Oswald LB, Siegel EM, Peoples AR, Ulrich CM, Penedo FJ, Tworoger SS, Gonzalez BD: Factors associated with self-reported social isolation among patients with cancer during the COVID-19 pandemic. Health Psychology 2022;41:311

ziehung leben, weil sie ihren Partner überlebt haben, sondern gerade jüngeres Alter war bei Frauen mit Krebs mit größerer Einsamkeit und dem Gefühl der Isolation verbunden.

Einen indirekten Hinweis darauf, dass Frauen unter den zusätzlichen Belastungen während der Pandemie stärker gelitten haben und sich mehr einschränken mussten, lieferte eine Untersuchung aus Spanien. Demnach ist der Anteil, den Frauen an wissenschaftlichen Veröffentlichungen haben, in der Phase des ersten Lockdowns deutlich zurückgegangen[154].

Die spanischen Autoren werteten in ihrer Studie mehr als 300 000 Fachartikel aus, die auf sogenannten Preprint-Servern eingereicht und veröffentlicht wurden. Diese Art der Publikation wurde während der Pandemie populär, weil dort auch die ersten Entwürfe zu einem wissenschaftlichen Aufsatz sehr schnell erscheinen konnten – mit dem Hinweis, dass die Begutachtung durch unabhängige Fachgutachter noch nicht erfolgt war.

Offenbar blieb den Forscherinnen in der Pandemie schlicht nicht so viel Zeit für Experimente und zum Publizieren. Das zeigte sich daran, dass ihr Anteil zwar seit 2017 kontinuierlich gestiegen war, 2020 jedoch wieder zurückging. Ging es um Fachartikel zum Thema Sars-CoV-2, also um besonders aktuelle Themen, war der Anteil der Frauen noch geringer. Der positive Trend, dass immer mehr Frauen in der Forschung publizieren, wurde damit den Autoren zufolge um ein Jahr zurückgeworfen, bezogen auf die Forschung zum Corona-Virus sogar um eineinhalb Jahre.

---

154 Ucar I, Torre M, Elías A: Mind the gender gap: COVID-19 lockdown effects on gender differences in preprint submissions. PLoS One 2022;17(3):e0264265

Für viele Menschen fühlte sich die Pandemie wie ein ewig währender Albtraum an. Noch sind die psychischen Folgen nicht absehbar, aber einzelne Untersuchungen weisen bereits darauf hin, dass Frauen besonders stark unter den Belastungen der Seuche gelitten haben. So zeigte eine Studie aus Südafrika, dass Symptome einer posttraumatischen Belastungsstörung häufiger bei Frauen auftraten als bei Männern[155].

Auch wenn es generell gilt, dass solche seelischen Verletzungen besser aufgefangen werden, wenn das Umfeld emotionale Unterstützung und Halt bietet, zeigte sich, dass auch dann, wenn diese Hilfe gegeben war, Frauen stärker unter den psychischen Folgen der Pandemie gelitten haben als Männer.

Kann man(n) das auch anders sehen?

Frauen hatten während der Pandemie mehr Glück als Männer, wenn der Blick rein auf die körperlichen Symptome gerichtet wird. Sie waren nachweislich weniger stark von den Symptomen einer Corona-Erkrankung betroffen. Auch war ihr Anteil unter den Todesfällen prozentual geringer.

Trotzdem zeigten verschiedene Erhebungen, dass Frauen stärkere Ängste vor einer Infektion mit Sars-CoV-2 hatten und sich mehr Sorgen während der Pandemie machten, wie beispielsweise auch eine Umfrage unter Medizinstudie-

155 Nzimande NP, El Tantawi M, Zuñiga RAA, Opoku-Sarkodie R, Brown B, Ezechi OC, Uzochukwu BSC, Ellakany P, Aly NM, Nguyen AL, Folayan MO: Sex differences in the experience of COVID-19 post-traumatic stress symptoms by adults in South Africa. BMC Psychiatry 2022;22:238

renden ergab[156]. Sie waren emotional stärker betroffen, konnten schlechte Nachrichten nicht so gut verkraften und litten öfter unter typischen Angstbeschwerden wie Schlaflosigkeit.

Ängste und Sorgen lassen sich nicht objektiv quantifizieren, aber womöglich zeigen solche Ergebnisse, dass Frauen besser geübt darin sind, ihren Gefühlen Ausdruck zu verleihen und diese nicht verschweigen, weshalb der Eindruck entsteht, dass sie stärker beunruhigt sind, obwohl es doch eigentlich die Männer sind, die durch eine Infektion und Erkrankung in größerer Gefahr schweben.

Long Covid – die langen Schatten der Infektion

Ein Spaziergang um den Block stellt schon ein Hindernis dar, ohne Pause ist das kaum zu schaffen. Und zu Hause ist da plötzlich diese Müdigkeit, die Augen fallen zu, einfach so, mehrmals am Tag. Hinzu kommt diese Vergesslichkeit, gerade war der Gedanke noch da, jetzt ist er ausgelöscht. »Brain fog« wird dieses Phänomen in der Fachsprache genannt. Keine Frage, etlichen Menschen geht es nach einer Virusinfektion sehr schlecht, sie leiden, sind ständig erschöpft, haben Schmer-

---

156 Trapp MDC, Wiskur BJ, Suh JH, Brand MW, Kuhn KG, Rojas J: Sex Differences between Medical Students in the Assessment of the Fear of COVID-19. International Journal of Environmental Research and Public Health 2022;19:3372

zen und können sich nicht mehr richtig konzentrieren. Über diese Befunde herrscht weitgehend Einigkeit unter Ärzten und Wissenschaftlern – doch damit hören die Gemeinsamkeiten auch schon auf.

Noch ist unklar, wie lange die Symptome von Long Covid andauern können und wie eng der Zusammenhang zu einer Infektion mit Sars-CoV-2 tatsächlich ist. Die Gefahren, die mittel- und langfristig von einer Covid-Erkrankung ausgehen, werden je nach Blickwinkel ziemlich unterschiedlich eingeschätzt, manchmal geradezu gegensätzlich. Für die einen ist Long Covid eine enorme gesundheitliche Belastung, unter der etliche Genesene dauerhaft zu leiden haben werden, auch wenn ihre Infektion längst vorbei und womöglich nur milde verlaufen ist.

Für die anderen sind die geschilderten Beschwerden allzu diffus, und weil sie zudem in Umfragen und Studien immer wieder auch von Nicht-Infizierten berichtet werden, bliebe demnach unklar, ob es sich bei Long Covid überhaupt um ein eigenständiges Krankheitsbild handelt – oder um die zu erwartenden Spätfolgen einer Pandemie, die mit chronischer Verunsicherung, Angst, Kontaktarmut, materiellen Verlusten und depressiver Verstimmung nun mal allen zu schaffen macht.

In einigen Studien zeigte sich nämlich, dass Menschen, die sich nie infiziert hatten, wie auch solche, die nichts von ihrer Infektion bemerkt haben, ähnlich oft über Beschwerden klagten wie Infizierte. Zuletzt hatte die Mainzer Gutenberg-Studie zu Long Covid für Aufsehen gesorgt. Die Untersuchung hatte ergeben, dass 40 Prozent der Infizierten mindestens sechs Monate nach der Infektion mit Sars-CoV-2 noch unter mindestens einem der Symptome litten, die laut WHO zum Beschwerdespektrum von Long Covid zählen[157]. Allerdings hatten auch 40 Prozent der Probanden in der Vergleichsgruppe, die nie infiziert waren, ganz ähnliche Symptome[158].

»Es gibt eine erhebliche Diskrepanz zwischen dem, was die Studie zeigt, und dem, was darüber berichtet wurde«, sagt Peter Henningsen, Chef der Psychosomatik am Klinikum der Technischen Universität München. »Es ist maximal irreführend, wenn behauptet wird, dass mehr als 40 Prozent nach einer Infektion Long Covid haben.« Zudem würden Störungen von Geruch und Geschmack als spezifisch für Beschwerden nach der Infektion gelten. »Diese Symptome waren aber nur bei jenen häufig, die wussten, dass sie infiziert waren, bei unwissentlich Infizierten traten sie nicht gehäuft auf«, sagt Henningsen. »Die Erwartungshaltung, Long Covid zu haben, spielt auch eine wichtige Rolle in der Beschwerdewahrnehmung.«

Long-Covid-Forscher wissen, wie wenig Gewissheit es derzeit noch über ihr Themengebiet gibt. »Selbst berichtete Symptome sind nicht spezifisch und beweisend für Long Covid«, sagt Philipp Wild, der die Mainzer Gutenberg-Studie geleitet hat. »Die Bevölkerung ist gestresst, die Pandemie hat mit uns allen etwas gemacht.« Tatsächliche Zahlen zur Häufigkeit von Long Covid könne es daher nicht geben. »Das wäre Spekulation«, so Wild. Carmen Scheibenbogen forscht an der Charité zu Immundefekten und Infektionsfolgen und beklagt, dass

---

157 https://www.unimedizin-mainz.de/presse/pressemitteilungen/aktuelle mitteilungen/newsdetail/article/neue-studienergebnisse-belegen-haeufige -verbreitung-von-long-covid-symptomen-nach-sars-cov-2-infektion.html
158 https://www.sueddeutsche.de/gesundheit/coronavirus-long-covid -studie-1.5492490?reduced=true

»viele Menschen mit schwerer Fatigue schwer krank« seien. »Es gibt viele Menschen mit postinfektiösen Syndromen, auch nach anderen Infektionen«, sagt Scheibenbogen. »Das ist nicht gut verstanden, es gibt zu wenig Forschung, nach EBV-Infektionen kommt das auch häufiger vor.«

Postviral kommt es häufig zu einer allgemeinen Erschöpfung, Mattigkeit und gesundheitlichen Einschränkungen, die über Wochen oder sogar Monate anhalten können. Wie spezifisch eine Infektion mit Sars-CoV-2 für diese Symptome ist oder ob auch die allgemeinen Belastungen während der Pandemie zu ähnlich starken Beschwerden führen, muss aber erst noch geklärt werden.

Werden die Erhebungen zu verschiedenen Symptomen nach der Erkrankung analysiert, zeigen diverse Untersuchungen allerdings ein ähnliches Muster. Sie deuten darauf hin, dass Frauen unter den Beschwerden nach einer Infektion intensiver leiden als Männer[159].

---

159 Pelà G, Goldoni M, Solinas E, Cavalli C, Tagliaferri S, Ranzieri S, Frizzelli A, Marchi L, Mori PA, Majori M, Aiello M, Corradi M, Chetta A: Sex-Related Differences in Long-COVID-19 Syndrome. Journal of Womens Health 2022 Mar 25. doi: 10.1089/jwh.2021.0411

DER STREIT UM DIE HORMONE – DIE FRAU ALS MÄNGELWESEN

Irgendwann mit Mitte oder Ende 40 fängt es an. Der Körper verändert sich, die Monatsblutung bleibt gelegentlich aus oder kommt nur noch unregelmäßig, die Stimmung wird gereizter, die Schleimhäute werden trockener. Plötzlich setzen Hitzewallungen ein, Kopf und Oberkörper glühen. Unerwartete Schweißausbrüche machen das Sozialleben manchmal schwieriger. Dann tut wieder alles weh, und an Schlaf ist in der Nacht kaum zu denken.

Nachdem die Monatsblutung immer wieder ausgeblieben ist, sistiert sie nach ein paar Jahren dann vollständig. Die Beschwerden sind damit aber noch lange nicht vorbei. Wenn die körpereigene Hormonproduktion sinkt und der weibliche Zyklus endet, trocknen nicht nur Haut und Haare aus – es treten auch jene unkontrollierbaren Attacken auf, in denen der Schweiß in Strömen fließt, das Herz zu rasen beginnt, Panik aufkommt.

Unter den Wechseljahren leidet jede Frau anders, und diese anstrengende Zeit kann sich über Jahre hinziehen. Als Faustregel gilt: Ein Drittel der Frauen merkt kaum etwas vom Klimakterium, ein Drittel spürt die Symptome hingegen stärker – und ein weiteres Drittel ist so deutlich davon beeinträchtigt, dass die Frauen an manchen Tagen jede Gesellschaft meiden, sich nicht zum Abendessen verabreden und sich selbst nur schwer ertragen. Kein Wunder, dass sich viele Frauen nach medizinischer Abhilfe sehnen, um die lästigen Symptome zu mildern, sei es durch »natürliche« oder pharmakologische Mittel.

Ewig weiblich – Männerfantasien in der Medizin

Jahrzehntelang wurden Frauen in den Wechseljahren nahezu bedenkenlos weibliche Geschlechtshormone verschrieben. Jene Substanzen also, die der Körper nicht mehr in ausreichendem Maße produzierte, sollten ersetzt werden. Es klang theoretisch logisch, war gut gemeint, und zudem konnten die Präparate ja tatsächlich etliche der unangenehmen Symptome lindern, unter denen Frauen zwischen Anfang 40 und Ende 50 litten. Neben Beschwerden wie Stimmungsschwankungen, Schwitzen und trockenen Schleimhäuten sollten auf diese Weise auch die nachlassende Lust und Libido therapeutisch »korrigiert« werden. Die Frauen sollten sich weiterhin »als Frau« fühlen, wie das viele Frauenärzte nannten.

Hormone sollten dabei helfen, dass mit der Fruchtbarkeit nicht auch der Status als begehrenswerte Frau verloren ging, die sich in ihrer zweiten Lebenshälfte auf einen »Witwenbuckel« und ein verhärmtes Äußeres einzustellen hatte und – wie in manchen älteren Filmen – nur noch als schwarz-grau gekleidetes Mütterchen auf dem Weg zur Greisin unterwegs war. Als Gegenmodell wurde das durch die Hormongabe mögliche Idealbild einer gesunden, lebenslustigen, allzeit vitalen, lustbereiten Frau ab 50 angepriesen, das für viele Frauen verlockend war – und zusätzlich dem Frauenbild vieler Männer und dementsprechend auch etlicher Frauenärzte entsprach.

Forever feminin lautete der Titel eines Bestsellers, den ein Arzt aus New York in den 1970er-Jahren verfasst hatte. Wer wollte dieses fabulöse Versprechen nicht gerne glauben? Hormone galten schon bald als der Jungbrunnen, der die Knochen geschmeidig, das Bindegewebe straff und die Schleimhäute feucht hielt. Schließlich pries die Zunft den Hormoncocktail jahrelang als Lebensretter und Jungbrunnen – und machte damit gute Geschäfte, nicht zuletzt, weil die Frauen für ein neues Rezept regelmäßig jedes Quartal wieder in die Praxis kommen mussten. Ein universales Hilfsmittel gegen Altersgebrechen und Verfall, das ein frischeres Aussehen, mehr Schwung und Lebensfreude versprach, wer konnte schon etwas dagegen haben?

Die Frauen als Betroffene nicht und die Männer, die sich auf ihre vitaleren Frauen freuen konnten, sowieso nicht. Auf Ärztekongressen wurde in den 1980er-Jahren deshalb – nur halb im Scherz – diskutiert, ob Hormone nicht endlich dem Trinkwasser beigefügt werden sollten, als so segensreich galt ihre Wirkung; als Quelle ewiger Gesundheit versprachen sie Schutz vor brüchigen Knochen, Herzinfarkt und welker Haut. Man verwarf den Plan dann doch – wegen nicht einzuschätzender Auswirkungen von Östrogen, Progesteron und Co. auf die Männer.

»Die Tablette abends gehört dazu wie das tägliche Eincremen«, bekam eine rüstige Mittsechzigerin 2002 zu hören. Dabei hatte sie gar keine Beschwerden. Als sie sich weigerte, die Hormone zu nehmen, wurde sie von ihrer Frauenärztin gefragt, ob sie später mit einem Altersbuckel und an Krücken herumlaufen wolle. Und so stieg die Zahl der verordneten Hormontagesdosierungen in rund zehn Jahren weltweit von weniger als 100 Millionen auf eine Milliarde zu Beginn der 2000er-Jahre an. In der Altersgruppe der 50- bis 60-jährigen Frauen nahm seinerzeit fast die Hälfte die Medikamente, insgesamt griffen in Deutschland zwischen vier und fünf Millionen Frauen regelmäßig zum Hormonpräparat.

Der Schock durch die Hormon-Studien

Die beunruhigende Nachricht kam dann mit der Post. Tausende Frauen in den USA fanden im Juli 2002 eine Mitteilung der nationalen Gesundheitsinstitute (NIH) in ihrem Briefkasten vor: Sie sollten die Hormonpräparate absetzen, die sie seit etwa fünf Jahren eingenommen hatten, denn der mögliche Schaden der Tabletten sei womöglich größer als der Nutzen. Anlass für die ungewöhnliche Briefsendung: In den USA war die WHI-Studie abgebrochen worden, eine umfangreiche Untersuchung zur Frauengesundheit.

In der ursprünglich bis 2005 geplanten Versuchsreihe, an der mehr als 16 000 Frauen im Alter von 50 bis 79 Jahren teilgenommen hatten, waren gefährliche Nebenwirkungen aufgetreten. Unter jenen Frauen, die eine Hormonkombination erhielten, traten 41 Prozent mehr Schlaganfälle, 29 Prozent mehr Herzinfarkte und doppelt so viele Thrombosen und Embolien im Vergleich zur Kontrollgruppe auf. Auch der Anteil der Frauen mit Brustkrebs war unter der Hormongabe um 26 Prozent erhöht.

In einem Kommentar zur WHI-Studie warnten Harvard-Mediziner die Frauen zwar vor Panik[160]. Sie schlossen aber mit der eindeutigen Empfehlung: »Verwenden Sie keine Östrogen-Gestagen-Kombinationen, um chronischen Erkrankungen vorzubeugen.«

Schon in den 1990er-Jahren hatte es in größeren Studien die ersten Hinweise gegeben, dass die Behandlung mit Hormonen auch ihre Schattenseiten haben konnte. Beginnend im Jahr 2002 zeigten dann immer mehr große Untersuchungen mit Zigtausenden Patientinnen, dass die Hormongabe in den Wechseljahren keineswegs so harmlos war wie gedacht. Zwar bezweifelte niemand, dass sich lästige Wechseljahresbeschwerden damit lindern ließen. Doch der Preis dafür war hoch: Da es unter der Hormongabe zu signifikant mehr Schlaganfällen, Herzinfarkten, Thrombosen und Brustkrebs kam, war das medizinische Risiko eindeutig größer als der Nutzen.

Die Women's Health Initiative (WHI), die größte von mehreren Studien zum Thema, war ursprünglich von 1995 bis 2005 geplant gewesen. Die mit 268 Millionen Dollar geförderte Untersuchung zur Frauengesundheit sollte eigentlich den Nutzen der Hormongabe beweisen. Sie musste allerdings schon 2002 abgebrochen werden, weil sich in Zwischenauswertungen eindeutig ergeben hatte, dass der Schaden die möglichen Vorteile überwog[161].

160 Fletcher SW, Colditz GA: Failure of estrogen plus progestin therapy for prevention. JAMA 2002;288:366

161 Rossouw JE, Anderson GL, Prentice RL, LaCroix AZ, Kooperberg C, Stefanick ML, Jackson RD, Beresford SA, Howard BV, Johnson KC, Kotchen JM, Ockene J; Writing Group for the Women's Health Initiative Investigators: Risks and benefits of estrogen plus progestin in healthy postmenopausal women: principal results From the Women's Health Initiative randomized controlled trial. JAMA 2002;288:321

Mehr als 27 000 Frauen haben an der umfangreichen Untersuchung teilgenommen. Mehr als die Hälfte von ihnen, etwa 16 000, bekam entweder eine Östrogen-/Progesteron-Kombination oder nur Östrogene. Sie wurden mit der anderen Hälfte der Frauen verglichen, die ein Scheinpräparat bekamen, ohne zu wissen, zu welcher Gruppe sie gehörten.

Schon bald darauf bestätigte eine große Untersuchung aus Großbritannien die Befunde und belegte besonders ein erhöhtes Risiko für Brustkrebs[162]. Dieses Risiko zeigte sich auch unter Hormonpräparaten, wie sie in Deutschland gebräuchlich waren. Die britischen Forscher kamen zu dem Schluss, dass »20 000 zusätzliche Brusttumore« in den letzten zehn Jahren in England auf die Hormontherapie zurückzuführen seien.

Eberhard Greiser, Leiter des Instituts für Präventionsforschung und Sozialmedizin der Universität Bremen, errechnete anhand der englischen Studie sowie der Krebsregister des Saarlandes, Bremens und Münchens, dass etwa 10 000 der jährlich rund 48 000 Brustkrebsfälle in Deutschland durch die Einnahme von Hormonen in den Wechseljahren bedingt seien[163].

Schon bald nach Erscheinen der Studie ordnete das Bundesinstitut für Arzneimittel und Medizinprodukte (BfArM) an, die Risiken für Herzkrankheiten, Schlaganfall, Brustkrebs, Eierstockkrebs und Thrombosen zum 1. November 2003 in die Beipackzettel der Hormonpräparate aufzunehmen. Die Verschrei-

162 Beral V; Million Women Study Collaborators: Breast cancer and hormone-replacement therapy in the Million Women Study. Lancet 2003;362:419

163 Greiser CM, Greiser EM, Dören M: Menopausal hormone therapy and risk of breast cancer: a meta-analysis of epidemiological studies and randomized controlled trials. Human Reproduction Update 2005;11:561
Koch K: Hormontherapie (I): Nur noch bei Symptomen. Deutsches Ärzteblatt 2003;100:A-2560

bung sollte so kurz und niedrig dosiert wie möglich erfolgen, und »nur nach ausführlicher Aufklärung der Patientin über die bereits im ersten Anwendungsjahr zu erwartenden schwerwiegenden Risiken«.

Die Arzneimittelkommission der deutschen Ärzteschaft wurde sogar noch deutlicher. Es sei nicht auszuschließen, dass die Hormontherapie bisher mit dem Ziel propagiert worden sei, »neue Bedürfnisse, Nachfragen und Indikationen zu generieren«, schrieb die Kommission, um »einen natürlichen Lebensabschnitt wie die Menopause in eine behandlungsbedürftige Hormonmangelkrankheit umzudeuten«.

Im Frühjahr 2017 und Dutzende weitere Studien zur Hormongabe in den Wechseljahren später, hatte eine Übersichtsarbeit der Cochrane-Initiative, die für besonders gründliche Analysen aller verfügbaren Daten bekannt ist, die Befunde von 2002 weitgehend belegt und mit immer neuen Daten und möglichen Risiken erweitert, sodass kein Zweifel mehr daran bestehen konnte, dass Hormone in den Wechseljahren zwar die Beschwerden lindern können, aber auch mit höheren Krankheitsrisiken einhergehen.

Zur transparenten Risiko- und Nutzenbeschreibung gehört es, nicht nur die relativen prozentualen Veränderungen anzugeben, sondern auch die absoluten Zahlen, die in der WHI-Studie erstmals deutlich die potenziellen Gefahren anzeigten. Hier zeigt sich, dass bei Frauen, die ein Jahr oder länger Hormone einnehmen, das Risiko für einen Herzinfarkt von zwei pro tausend auf drei bis sieben pro tausend ansteigt, jenes für eine Thrombose von zwei pro tausend auf vier bis elf pro tausend. Bei einer längeren Hormoneinnahme steigt auch das Risiko für Schlaganfall, Brustkrebs, Gallenleiden und Lungenkrebs. Bei Frauen jenseits der 65 kommt es unter jenen, die Hormone nehmen, zudem häufiger zu Inkontinenzbeschwerden sowie zu Demenzen vom Alzheimer-Typ.

Zur Erinnerung: Die Gabe von Hormonen war ursprünglich dazu gedacht gewesen, nicht nur typische Symptome in den Wechseljahren zu lindern, sondern auch Krankheiten zu verhüten und das Leben zu verlängern. Die WHI-Studie war mit der Hypothese begonnen worden, dass durch die Hormone 25 Prozent der Herzinfarkte, Schlaganfälle und anderer Herz-Kreislauf-Leiden zu verhindern seien. Und nun zeigte sich, dass statt des erhofften Nutzens dieser nicht nur nicht eintrat, sondern sogar erheblicher Schaden drohte. Das brachte nicht nur das Weltbild vieler Frauen, sondern auch jenes vieler Frauenärzte ins Wanken, die über Jahrzehnte auf die segensreiche Wirkung der Hormone vertraut hatten.

Warum so spät?

In der Wahrnehmung von Laien wie auch von vielen Medizinern steht die Hormonbehandlung von Frauen in den Wechseljahren erst seit 2002 massiv in der Kritik. Sicher, der Abbruch der WHI-Studie in jenem Jahr löste viel öffentliche Aufmerksamkeit aus und wurde breit diskutiert. Denn die Frauenärzte wehrten sich erheblich gegen die neuen Erkenntnisse – und tun es teilweise bis heute. Dabei waren die Risiken einer regelmäßigen Hormongabe zuvor keineswegs unbekannt. Bereits Jahrzehnte vorher wurde darüber diskutiert.

Dass Hormone Krebs auslösen könnten, wurde schon in den 1930er-Jahren erwogen und in Tierversuchen dokumentiert.

In den 1960er-Jahren kamen erste Vermutungen auf, dass Hormone auch das Herz und den Kreislauf schädigen und Infarkte, Thrombosen und Embolien begünstigen könnten. »Warum wurden jahrzehntelang die Warnungen, die Wechseljahre zu ›behandeln‹, ignoriert und nicht in gesundheitspolitische Maßnahmen umgesetzt?«, fragten daher Sozialwissenschaftler, Historiker, Biologen und Mediziner der Universität Harvard in einem Fachaufsatz[164]. Als sich die Datenlage durch große gründliche Untersuchungen wie die WHI-Studie 2002 und die Million Women Study 2003 weiter verbesserte, wurden die Ergebnisse als völlig neu wahrgenommen. Eine noch wichtigere Rolle bei der Risikoverdrängung hat es aber offenbar gespielt, dass es Pharmafirmen, Ärzten und Forschern in den vier Jahrzehnten zuvor gelungen war, die Wechseljahre als eine »Mangelerkrankung« darzustellen. Frauen wurde vermittelt, dass sie ohne Hormongabe »krank werden, sexuell verkümmern und hässlich altern«.

Zudem ist, wie Untersuchungen belegen, seit 1970 die Angst vor individuellen Gesundheitsgefahren und der Glaube an die Vorsorge beständig gewachsen. Erst seit dieser Zeit dominiert die Ideologie, Gesunde vorbeugend mit hochwirksamen Pharmaka zu behandeln. Dieses Denken und ihre Beeinflussung durch die Pharmaindustrie beachtet die Forschung bis heute zu wenig – erst recht, wenn es um die Behandlung von Frauen

164 Krieger N, Löwy I, Aronowitz R, Bigby J, Dickersin K, Garner E, Gaudillière JP, Hinestrosa C, Hubbard R, Johnson PA, Missmer SA, Norsigian J, Pearson C, Rosenberg CE, Rosenberg L, Rosenkrantz BG, Seaman B, Sonnenschein C, Soto AM, Thornton J, Weisz G: Hormone replacement therapy, cancer, controversies, and women's health: historical, epidemiological, biological, clinical, and advocacy perspectives. Journal of Epidemiology and Community Health 2005;59:740

geht. Auf diese Weise wurden Millionen von Frauen über Jahrzehnte Medikamente verschrieben, obwohl diese unter dem Verdacht standen, krebserregend zu sein.

Der Widerstand der Ärzte

Es dauerte seit dem Paukenschlag der WHI-Studie 2002 nicht mehr lange, und die wissenschaftliche Beweislage ließ sich nicht mehr bestreiten: Hormone in den Wechseljahren brachten mehr potenziellen Schaden als Nutzen mit sich. Das Bundesinstitut für Arzneimittel und Medizinprodukte (BfArM) verkündete – ebenso wie viele andere unabhängige medizinische Organisationen –, dass Hormone in den Wechseljahren, wenn überhaupt, nur noch so kurz und so niedrig dosiert wie möglich eingenommen werden sollten.

Etliche medizinische Fachgesellschaften und Expertengruppen zogen nach. So reagierte die Arzneimittelkommission der deutschen Ärzteschaft (AkdÄ) 2003 mit einer neuen Therapieleitlinie und ungewohnt deutlichen Warnungen. Die »bisherige weitverbreitete Verordnung« der Hormone beruhe hauptsächlich auf Studien »unzureichender Qualität«, hieß es dort.

Trotz dieser eindeutigen und immer wieder bestätigten Daten wehrten sich viele Frauenärzte besonders in Deutschland dagegen, von ihrem lieb gewonnenen Weltbild Abschied zu nehmen, und verteidigten – gegen die immer eindeutiger werdende medizinische Evidenzlage – die Hormongabe. Frauenärzte, die niemals selbst an irgendeiner relevanten Forschung beteiligt waren und stattdessen »Studien« veröffentlichten, in denen es keine Kontrollgruppe gab und in denen anekdotische Beobachtungen an 30 Frauen mitgeteilt wurden, was wissenschaftlich völlig unzureichend ist, kritisierten die WHI-Studie. Dabei war diese nicht nur hochrangig im Fachmagazin *JAMA* veröffentlicht worden, sondern umfasste auch 16 000 Teilnehmerinnen. Zudem wurde in der Studie transparent darüber Rechenschaft abgelegt, was die Forschergruppe wann getan hatte und zu welchen Ergebnissen dies führte.

Mal waren den Kritikern die Frauen in der US-Studie mit im Mittel 63 Jahren zu alt und gaben damit angeblich nicht den Durchschnitt der Wechseljahres-Patientinnen wieder, die in Deutschland von Frauenärzten Hormone erhielten. Dann entsprach das in der Studie verwendete Präparat nicht den üblichen Medikamenten, wie sie in Deutschland verordnet wurden.

Der Berufsverband der Frauenärzte hatte schon wenige Tage nach Erscheinen der WHI-Studie für seine fast 14 000 Mitglieder einen Brief zur Auslage im Wartezimmer erstellt. Dieses Schreiben war vom wichtigsten deutschen Hormonhersteller Schering bearbeitet worden; der »sehr verehrten Patientin« wurde darin mitgeteilt, dass sich die US-Ergebnisse kaum auf Deutschland übertragen ließen.

Lapidar hieß es, dass die WHI-Studie »keine Senkung der Herz-Kreislauf-Erkrankungen« erbracht habe. Keine Senkung – das stimmte. Die Zunahme an Thrombosen, Embolien und Herzinfarkten wurde hingegen verschwiegen. Dass es zu mehr Brustkrebserkrankungen nach der Hormongabe gekommen war, wurde geradezu zynisch als ein möglicher Vorteil interpretiert: Solche Tumore könnten »durch das beschleunigte Wachstum früher erkannt und entfernt« werden.

Doch selbst die eindeutigen Befunde zu den Gefahren der Hormongabe konnten die Befürworter nicht erschüttern. In der Zeitschrift *Der Frauenarzt*, die eher eine Verbandszeitung ist und wissenschaftlich nicht von Bedeutung, wurden die Medikamente immer wieder verteidigt. »Es sollte erläutert werden, dass Hormone keinen Brustkrebs verursachen«, riet dort etwa Alfred Mueck von der Unifrauenklinik Tübingen im September 2003 seinen Kollegen. Durch die Hormone könnten allenfalls »vorhandene Krebszellen stimuliert werden«.

Herbert Kuhl und Wilhelm Braendle, Funktionäre der Deutschen Menopause Gesellschaft, erklärten in einer Stellungnahme geradezu kämpferisch, aber ohne inhaltliche Begründung: »Keinesfalls gerät unser Weltbild ins Schwanken.« Im Gespräch wetterte Kuhl gegen die »grauenhafte Panikmache« und witterte dahinter eine Kampagne zur Kostensenkung. »Hier wird Schrecken verbreitet, dabei ist die Risikozunahme für die einzelne Frau minimal.«

Doch die Daten zeigten die gesundheitlichen Risiken eindeutig auf, und immer mehr Länder und Fachgesellschaften schlossen sich dieser Erkenntnis an. Schon bald ging der Anteil der Frauen in den Wechseljahren, die Hormone einnahmen, zwischen einem Viertel und einem Drittel in vielen westlichen Ländern zurück.

Doch warum sträubten sich etliche deutsche Frauenärzte so hartnäckig, ihr Hormon-Dogma aufzugeben? Martina Dören, Professorin für Frauengesundheit in Berlin, gab im Anschluss an die WHI-Studie einige mögliche Gründe an. Sie hatte an der überarbeiteten Therapieleitlinie der Arzneimittelkommission mitgearbeitet und früher selbst Hormonpräparate befürwortet. Verantwortlich sei vor allem die schlechte Fortbildung der Ärzte, so Dören, die meist auf »Brötchenveranstaltungen« der Pharmaindustrie einseitig informiert würden.

Zudem sei die Autoritätsgläubigkeit gegenüber »Meinungsbildnern« für viele Mediziner wichtiger als eine Meta-Analyse aus Oxford. »In Deutschland zählt Eminenz, nicht Evidenz«, sagte sie seinerzeit auf Nachfrage. Nur wenige Ärzte hätten gelernt, Studien kritisch zu beurteilen. Gerade männliche Ärzte könnten oft nicht zugeben, dass sie sich geirrt haben. Sie fürchteten, das Vertrauen ihrer Patientinnen zu verlieren, und blieben dann lieber bei ihrem festgefügten Weltbild.

In dieser scheinbar rein medizinischen Auseinandersetzung schwang aber auch noch etwas anderes mit. Es zeigte sich auch der Kampf für ein vorwiegend männlich dominiertes Bild von der allzeit lustbereiten und sexuell verfügbaren Frau, das medikamentös möglichst lange aufrechterhalten werden sollte – womöglich sogar auf Kosten der Gesundheit. Manche Verbandsfunktionäre bestreiten bis heute die wissenschaftliche Evidenz, die gegen die pauschale Verabreichung von Hormonen in den Wechseljahren spricht.

Die Frauen haben indes selbst die Initiative ergriffen: Seit 2002 ist die Einnahme von Hormonen deutlich zurückgegangen. Vor Erscheinen der WHI-Studie haben in Deutschland etwa 40 Prozent der Frauen während der Wechseljahre oder danach regelmäßig Hormone genommen, wenige Jahre danach waren es nur noch zwischen 20 und 25 Prozent.

Weniger Tabletten, weniger Brustkrebs

Beeindruckend war, wie schnell sich nach Erscheinen der WHI-Studie das mögliche Risiko für Krebs, Thrombose und Co. unter den Frauen herumgesprochen hatte: So zeigten Analysen, dass die beiden populärsten Hormonpräparate in den USA 2001 noch 61 Millionen Mal verschrieben worden waren. 2003 wurden die Mittel hingegen nur noch 27 Millionen Mal verordnet, im Jahr 2004 sank die Zahl der Verschreibungen weiter auf 21 Millionen – und es wurden in diesem Jahr auch weniger Brustkrebserkrankungen diagnostiziert[165].

Mit dem Rückgang der Zahlen im Jahr 2003 wurden in den USA zum ersten Mal seit 1945 deutlich weniger Brustkrebsfälle festgestellt als im Vorjahr, wie Onkologen und Biostatistiker während der weltweit wichtigsten Brustkrebs-Tagung in San Antonio bald darauf berichteten. Im Vergleich zu 2002 waren demnach 14 000 Frauen weniger an dem Tumor erkrankt. Da in den USA jährlich bei 200 000 Frauen Brustkrebs diagnostiziert wird, entspricht dies einem Rückgang um ungefähr sieben Prozent.

Die Wissenschaftler hatten die Häufigkeit von Brustkrebs von 1990 bis Ende 2003 analysiert. Bis 1998 wurden demnach jährlich 1,7 Prozent mehr Tumore beobachtet, von 1998 bis 2002 betrug der Zuwachs jedes Jahr immerhin noch ein Prozent. »2003 haben wir dann den größten Rückgang innerhalb eines Jahres gesehen«, sagt Peter Ravdin, einer der Autoren.

Die Wissenschaftler hatten zudem festgestellt, dass die Zahl der Brustkrebsfälle besonders bei Frauen zwischen 50 und

---

165 Ravdin PM, Cronin KA, Howlader N, Berg CD, Chlebowski RT, Feuer EJ, Edwards BK, Berry DA: The decrease in breast-cancer incidence in 2003 in the United States. New England Journal of Medicine 2007;356:1670

69 Jahren gesunken war – also im typischen Alter für eine Hormontherapie, sowie in der Gruppe der Frauen mit solchen Tumoren, die nach einer Hormongabe schneller wachsen. Diese Form von Brustkrebs wird gleichsam von Hormonen genährt. Umgekehrt bedeutet dies: Die Tumore verlangsamen ihr Wachstum oder stellen es ein, wenn ihnen mit den Hormonen auch eine ihrer Nahrungsquellen entzogen wird.

In England ist Brustkrebs seit 2003 ebenfalls seltener geworden, wie dortige Analysen zeigen. In Deutschland ist es traditionell schwierig, zuverlässige und vor allem bundesweite Daten über Krankheiten und ihre Häufigkeit zu bekommen. Es gibt kein bundesweites Krebsregister, sondern bisher nur verschiedene regionale Erhebungsstellen. Dennoch sagte Alexander Katilinic, der Sprecher der Krebsregister in Deutschland (GEKID), damals: »Wir sehen auch den Trend zu weniger Brustkrebs.«

Laut den Krebsregistern in Saarland und in Schleswig-Holstein, die immerhin je eine Million beziehungsweise 2,8 Millionen Einwohner abdecken, sind von 2003 auf 2004 die Brustkrebsfälle um 9,2 Prozent in allen Altersklassen zurückgegangen. In der Gruppe der 50- bis 69-Jährigen, in der Frauen am ehesten Hormone nehmen, liegt der Rückgang sogar bei 13 Prozent.

Krankenkassendaten der letzten 21 Jahre zeigen für Deutschland ebenfalls einen deutlichen Rückgang der Hormoneinnahme nach der WHI-Studie 2002. Allerdings trat in der letzten Dekade eine Veränderung von der oralen Therapie zur transdermalen Therapie ein, was offenbar mit geringeren Risiken für Thrombosen und Embolien verbunden ist. »Dagegen ist nichts einzuwenden, aber der Aufwärtstrend etwa seit 2012 könnte für ein Revival der Hormontherapie sprechen und zwar unter dem Label: Bioidentische Hormone«, sagen Maria Beckermann und Ingrid Mühlhauser vom Arbeitskreis Frauengesundheit. »Das ist pures Marketing, denn Östradiol war und ist immer bioidentisch.«

»Die Risikolage zu den ›bioidentischen Hormonen‹ sei nicht durch beweiskräftige Studien abgesichert«, beklagen Beckermann und Mühlhauser[166]. »Viele Frauenärzte kehren aber zu ihrer früheren Hormoneuphorie zurück – oder die jüngeren entdecken sie neu – und machen unzulässige Versprechungen und verharmlosen die Risiken.« Auch Frauen über 70 würden noch mit Hormonen behandelt, was definitiv unangemessen sei. Für »besonders perfide« halten Beckermann und Mühlhauser die Marktstrategien von Ärzten, die sich selbst als Außenseiter deklarieren und Hormonpräparate in kooperierenden Apotheken als »Magistralrezepturen« herstellen lassen: »Die Behandlungen werden als individuell deklariert, fortlaufend durch Blutuntersuchungen überprüft und angepasst, um den Frauen einen optimalen Hormonspiegel zu verschaffen – tatsächlich bringen sie lediglich den Behandlern ein dickes Bankkonto ein.«

Frauen waren seit jeher häufiger als Männer die Zielgruppe, um Medikamente zu vermarkten, seien es Hormone, Psychopharmaka oder auch die Phytotherapie, merken Mühlhauser und Beckermann an. Und leider sind auch nicht alle öffentlichen Aufklärungsversuche sinnvoll und wissenschaftlich belegt. »Bei allen berechtigten Aspekten zu den Wechseljahren trägt Sheila de Liz mit ihrem Buch *Women on Fire* (*Alles über die*

---

166 Beckermann MJ: Welche Vor- und Nachteile hat die Menopausale Hormontherapie (MHT) mit »Bioidentischen« Hormonen? Gyne 2021;2:73

fabelhaften Wechseljahre) sehr zur Verharmlosung der Hormongabe bei«, so Beckermann.

Was tun, wenn die Beschwerden unerträglich werden?

Wechseljahre sind keine Krankheit. Trotzdem leiden viele Frauen heftig darunter und sind in ihrem Alltag massiv eingeschränkt. Sie klagen über Schlafstörungen, Stimmungsschwankungen, trockene Schleimhäute. Und sie haben Lust auf nichts und niemanden. Manche werden so stark von Hitzewallungen gepeinigt, dass sie sich kaum unter Leute trauen. Etwa ein Drittel der Frauen in den Wechseljahren sucht wegen der Wucht der Symptome einen Arzt auf.

Bei der Wahl der richtigen Therapie stehen Frauen jedoch seit 2002 vor einem Dilemma. Damals wurde wie erwähnt die WHI-Studie mit 16 000 Frauen abgebrochen, weil die Therapie mit synthetischen Hormonen – Östrogenen und Gestagenen – die Wahrscheinlichkeit von Schlaganfall, Thrombose, Brustkrebs und Herzinfarkt erhöhte. Die Risiken bestätigten sich immer wieder, sodass maßgebliche Institutionen wie das Bundesinstitut für Arzneimittel und Medizinprodukte Hormonpräparate seither nur noch »so kurz und so niedrig dosiert wie nötig« empfahlen.

Doch mit einer pflanzlichen, »alternativen« Behandlung sieht es keinesfalls besser aus, auch wenn viele Frauen diese Mittel als hilfreichen Gegensatz zu pharmazeutischen Produkten wahrnehmen. Denn pflanzliche Präparate und andere Alternativverfahren verschaffen Frauen auch kaum Erleichterung, wie Ärztinnen aus Oregon in einer Überblicksarbeit gezeigt haben. Sie werteten 70 Studien aus, in denen Frauen zur Linderung ihrer Wechseljahresbeschwerden mit pflanzlichen Östrogenen aus Soja, Rotklee oder Nachtkerze, aber auch mit Entspannungstechniken, Akupunktur, Massage oder Diäten behandelt wurden[167].

Das Ergebnis war ernüchternd, denn den Behandlungsversuchen war gemeinsam, dass sie kaum Wirkung (und wenige Nebenwirkungen) zeigten. So gab es nur in vier von 15 Studien, in denen Soja-Östrogen getestet wurde, dezente Hinweise darauf, dass sie die Symptome ein wenig gelindert hätten. Ein weiteres Manko kam hinzu: Die Mehrzahl der Untersuchungen war methodisch derart unzuverlässig, dass die Autorinnen keine der Therapien empfehlen können. Wurden in einer Studie doch mal lindernde Effekte beschrieben, gab es andere Studien, in denen diesen Ergebnissen widersprochen wurde.

»Eine Zauberkugel gegen Beschwerden in den Wechseljahren gibt es nicht«, lautete daher schon bald nach Erscheinen der WHI-Studie das Fazit von Martina Dören, Professorin für Frauengesundheit in Berlin. Deshalb überraschte es sie auch nicht, dass Alternativverfahren gegen die Wechseljahre ähnlich bescheiden abgeschnitten hatten. »Bahnbrechende Methoden sind noch nicht gefunden worden«, sagt Dören.

Bei vielen der vermeintlich ganzheitlichen und natürlichen Methoden war aber der Placebo-Effekt ziemlich ausgeprägt. So berichteten Frauen, dass ihre Hitzeschübe um bis zu 50 Pro-

---

167 Nedrow A, Miller J, Walker M, Nygren P, Huffman LH, Nelson HD: Complementary and alternative therapies for the management of menopause-related symptoms: a systematic evidence review. Archives of Internal Medicine 2006;166:1453

zent nachließen, auch wenn sie nur Scheinmedikamente bekamen, also Mittel ohne jeden spezifischen Wirkstoff. »Bei der Hormontherapie gibt es ähnliche Effekte«, sagt Heidi Nelson, die sich in zahlreichen Studien mit der Wirksamkeit verschiedener Therapien in der Menopause beschäftigt hat. Das subjektive Gefühl der Erleichterung trete bei Wechseljahresbeschwerden wohl in ähnlich großem Umfang auf wie sonst nur bei Patienten mit Schmerzsyndromen.

»Auf die Beschwerden ernsthaft einzugehen, hilft vielen Frauen«, empfiehlt Martina Dören. Seit den hormonkritischen Studien 2002 seien diese Präparate immer seltener verschrieben worden – »und offensichtlich verträgt das die Gesundheit der Frau«. Andere Medikamente, wie sie auch zur Behandlung von depressiver Verstimmung eingesetzt werden, haben sich bisher auch nicht als besonders wirksam erwiesen. Sie führten in Untersuchungen nur zu einer geringfügigen Linderung bei Beschwerden in den Wechseljahren[168].

Das therapeutische Spektrum, das Frauen zur Linderung von Beschwerden in den Wechseljahren zur Verfügung steht, ist zwar vielfältig, aber entweder mit Risiken behaftet oder von begrenzter Wirkung. Gleichzeitig ist der Markt groß, und es mangelt nicht an unseriösen Angeboten. Allerdings stellt sich die Frage, ob es bei der Betreuung eines Männerleidens ebenfalls zu so vielen fragwürdigen und fahrlässigen Behandlungsversuchen gekommen wäre, die sich über Jahrzehnte hinstreckten und in denen sich Leichtsinn und Geschäftssinn von Ärzten, Pharmafirmen und anderen Profiteuren auf unheilvolle Weise vermischt haben.

---

168 Nelson HD, Vesco KK, Haney E, Fu R, Nedrow A, Miller J, Nicolaidis C, Walker M, Humphrey L: Nonhormonal therapies for menopausal hot flashes: systematic review and meta-analysis. JAMA 2006;295:2057

BENACHTEILIGUNG IN GYNÄKOLOGIE UND GEBURTSHILFE

Wenn Frauen schwanger werden und ein Kind bekommen, sind sie fast immer auf die Hilfe von Hebammen, Gynäkologen und Geburtshelfern angewiesen. Die Mehrzahl der Menschen, die diese Berufe ausüben, sind weiblich. Trotzdem gibt es Nachteile und Defizite für Frauen in diesem Bereich der Medizin. Natürlich lassen sich keine direkten Unterschiede zwischen weiblichen und männlichen Patienten in diesem Fachbereich abbilden, schlicht, weil es Männer als Patienten in der Geburtshilfe und Gynäkologie (bis auf die sehr seltenen Fälle, in denen Männer an Brustkrebs erkranken) nicht gibt. Aber es gibt einige Punkte, an denen die Benachteiligung von Frauen in der Gynäkologie sichtbar und wirksam wird.

Immer wieder wird die fehlende Sensibilität bis hin zu emotionaler und körperlicher Gewalt im Umgang mit Frauen beklagt. Besonders häufig kommt es in gynäkologischen Untersuchungssituationen oder unter der Geburt dazu. Gewalt unter der Geburt gilt seit 2014 als ein Schwerpunktthema der WHO. Offizielle Statistiken dazu gibt es nicht; welche Praktiken unter der Geburt als gewaltsam erlebt werden, ist stark vom subjektiven Empfinden abhängig. Das Spektrum ist vielfältig und kann von groben und schmerzhaften Untersuchungen, dem Festschnallen der Beine, keiner freien Wahl der Gebärposition bis hin zu Beschimpfungen oder einem in anderer Form respektlosen Umgang mit der Gebärenden reichen.

Geburt ist immer eine Grenzerfahrung. Gewalt und Grenzüberschreitungen müssen während der Geburt allerdings verhindert werden. Jede dritte Frau berichtet von Situationen unter der Geburt, die sie als übergriffig oder gar als gewalttätig wahrgenommen hat. Die Soziologin Christina Mundlos behauptet in ihrem Buch *Gewalt unter der Geburt* sogar, dass fast jede zweite Frau solche Erfahrungen gemacht hat. Eine seriöse Studienlage zum Thema gibt es nicht. Allerdings ist das Bewusstsein dafür gestiegen, dass es während der Geburt leicht zu körperlicher und emotionaler Gewalt kommen kann und Grenzen der Würde und Intimität schnell verletzt werden. Wird Frauen beispielsweise ständig vermittelt, dass sich ihr Muttermund nicht so schnell öffnet, wie von Hebammen und Geburtshelfern erwartet, können sie sich abgewertet und als Versagerinnen fühlen, die etwas falsch machen.

Für eine sensiblere gynäkologische Untersuchung gibt es inzwischen Vorschläge für einen Leitfaden: »Zu kaum einer anderen Untersuchung gehen Patientinnen in Deutschland so oft und gleichzeitig mit so gemischten Gefühlen wie zur gynäkologischen Untersuchung. Die Bedeutung, die diese Untersuchung für Patientinnen hat, korrespondiert nicht mit der entsprechenden Aufmerksamkeit in Fachkreisen: Es findet sich dafür bislang keine verbindliche Anleitung«, schreiben die Autorinnen, Claudia Schumann-Doermer und Colette Gras[169].

---

169 https://www.arbeitskreis-frauengesundheit.de/2021/11/11/zur-diskussion-leitfaden-fuer-die-gynaekologische-unterleibsuntersuchung/

Zudem hat jede dritte Frau in Deutschland mindestens einmal Gewalt erlebt, jede siebte sexuelle Gewalt – viel häufiger als Männer. Profundes Wissen um die besonderen Bedürfnisse von Betroffen bei der Anamnese, während der Untersuchung, Behandlung oder unter der Geburt ist bei den meisten Ärztinnen und Ärzten in Gynäkologie und Geburtshilfe jedoch kaum vorhanden. Für viele Frauen, die Gewalt erlebt haben, bedeuten gynäkologische Untersuchungen einen Trigger. Dennoch wird Gynäkologen und Hebammen bis heute nicht systematisch nahegebracht, wie sie ihre Patientinnen traumasensibel begleiten können.

Gewalt gegen Frauen kann diverse gesundheitliche Spätfolgen haben, mit der im medizinischen Bereich vor allem Gynäkologen und Geburtshelfer konfrontiert werden[170]. Da dieses Thema in der medizinischen Ausbildung aber kaum vorkommt, werden die Gesundheitsprobleme meist nicht richtig eingeordnet und auch nicht adäquat behandelt. Auf aktuelle Gewalt, etwa durch den Partner, wird ebenfalls selten untersucht oder danach gefragt – obwohl klar ist, dass schwangere Frauen ein besonders hohes Risiko tragen, Gewalt durch den Partner zu erleben. Hintergründe und Stellungnahmen gibt es dazu[171], doch die Akutversorgung nach sexueller Gewalt ist ebenfalls verbesserungsbedürftig[172].

Ob sich in dieser Hinsicht viel ändern wird, bleibt jedoch fraglich. In der Gynäkologie arbeiten mittlerweile zu fast 80 Pro-

---

170 Büttner M (Hg): Handbuch häusliche Gewalt. Stuttgart 2020

171 https://www.dggg.de/fileadmin/data/Stellungnahmen/DGGG/2020/DGGG-DGPFG-Stellungnahme_Gewalt_gegen_Frauen_2020.pdf

172 https://www.dggg.de/presse/pressemitteilungen-und-nachrichten/empfehlungen-zur-betreuung-von-weiblichen-vergewaltigungsopfern-veroeffentlicht

zent weibliche Ärzte, die Führungspositionen sind allerdings immer noch vorwiegend von Männern besetzt.

Seltener ist besser – das Screening auf Gebärmutterhalskrebs

Angst ist ein schlechter Ratgeber. Das gilt besonders in der Medizin, denn Sorgen um die Gesundheit verschlimmern die Symptome womöglich zusätzlich. Besonders perfide ist es daher, Ängste von Patientinnen zu aktivieren, ohne den medizinischen Hintergrund zu beachten. Diese Vorwürfe stehen im Fall des Screenings auf Gebärmutterhalskrebs im Raum. Schließlich gilt seit 2020 ein neues Programm in Deutschland, wie der Tumor, in der Fachsprache als Zervixkarzinom bezeichnet, möglichst effektiv und frühzeitig erkannt werden kann.

Doch schon bevor das Angebot in Kraft trat, prophezeite der Berufsverband der Frauenärzte, das Früherkennungsprogramm werde »ein Desaster« und führe zu »Chaos in den Praxen«. In Patienteninformationen wurde vor der Verlängerung der Untersuchungsintervalle von einem auf drei Jahre bei unauffälligem Befund gewarnt: »Die jährliche Früherkennungsuntersuchung ist unverzichtbar.«

Es hat etwas gedauert, aber im Frühjahr 2022 hat der Deutsche Frauenrat schließlich einen Beschluss verabschiedet, der das neue Screening-Programm »begrüßte«. 2021 hatte das noch anders ausgesehen, da stellten Mitglieder des Frauenrats einen Antrag, das alte Screening wiedereinzuführen. Nun ist der Frauenrat keine Fachgesellschaft, sondern Dachverband für eine Mischung von knapp 60 Verbänden, darunter Bücher- und

Businessfrauen. »Offenbar hat sich der Widerstand der niedergelassenen Frauenärzte ausgewirkt«, sagt Ingrid Mühlhauser, Gesundheitswissenschaftlerin aus Hamburg. »Einen erheblichen Anteil ihres Einkommens erhalten Frauenärzte ja durch die Untersuchung Gesunder.«

Die neuen Empfehlungen sehen vor, dass Frauen zwischen 20 und 34 Jahren jährlich einen Pap-Abstrich auf Zellveränderungen in Anspruch nehmen. Dabei werden Zellen vom Muttermund untersucht. Ab 35 Jahren wird – ebenfalls per Abstrich – alle drei Jahre der Pap-Abstrich zusammen mit der Untersuchung auf Humane Papillomviren (HPV) angeboten, der so genannte Ko-Test. Von HP-Viren ist bekannt, dass sie Jahre nach der Infektion Gebärmutterhalskrebs auslösen können.

Im Abstrich werden Gewebeveränderungen erkannt. Bei leichten bis mittleren Dysplasien, wie die Veränderungen heißen, kann abgewartet werden, weil sich viele wieder zurückbilden. Bei hochgradigen Dysplasien wird hingegen empfohlen, sie durch einen kleinen Eingriff, die Konisation, entfernen zu lassen, wobei ein kirschkerngroßer Kegel vom Muttermund herausgeschnitten wird. Das Risiko für Gebärmutterhalskrebs wird durch die Früherkennung stark gesenkt. Ohne sterben etwa zwölf von 1000 Frauen an dem Tumor, mit Früherkennung stirbt nur eine.

»Bei den meisten Frauen ist das Ergebnis unauffällig. Dann reicht es, den nächsten Ko-Test nach drei Jahren wahrzunehmen«, schreiben unabhängige Experten vom Institut für Qualität im Gesundheitswesen und dem Gemeinsamen Bundesausschuss. »Dabei sind die neuen Intervalle von drei Jahren ab dem Alter von 35 immer noch zu intensiv«, sagt Mühlhauser. »Die Weltgesundheitsorganisation empfiehlt ein Intervall von fünf Jahren und das Screening erst ab 30, in Deutschland beginnt es mit 20 und dauert bis zum Tod.«[173] In Finnland werde die Reihenuntersuchung nur für Frauen zwischen 30 und 60 angeboten, und das Land weise im Vergleich zu Deutschland weniger Erkrankte und mehr Überlebende mit dem Tumor auf. 2022 hatten englische Ärzte in einer Studie mit mehr als einer Million Frauen gezeigt, dass die Zeit bis zur nächsten Untersuchung auf fünf Jahre bei unauffälligem Befund ausgedehnt werden sollte, bei Frauen jenseits der 50 sei sogar noch länger Zeit[174].

Trotzdem wurde vielen Frauen in deutschen Arztpraxen das Gefühl vermittelt, ihnen werde etwas weggenommen, weil sie seit 2020 seltener zur Früherkennung sollten. Wenn das Screening auf Gebärmutterhalskrebs nicht mehr jedes Jahr, sondern bei Negativ-Befund nur alle drei Jahre angeboten wird, reicht das denn? Besteht nicht die Gefahr, Krebszellen zu übersehen?

Die wissenschaftliche Lage ist eindeutig, drei oder gar fünf Jahre reichen. »Auch das neue Programm ist ein Kompromiss, der nicht wissenschaftlichen Standards entspricht«, sagt Mühlhauser. »Leider wurde den Frauen in Arztpraxen auf brutale Weise vermittelt, dass ihnen etwas vorenthalten wird. Das ist Angstmache, Frauen wurden verunsichert.«

Nun argumentieren Frauenärztinnen, dass sie für Patientinnen oftmals wichtige Vertrauenspersonen sind, deren Aufgabenbereich über das rein organische hinausgeht. Die Stellung der

---

173 https://www.who.int/news/item/06-07-2021-new-recommendations-for-screening-and-treatment-to-prevent-cervical-cancer

174 Rebolj M, Cuschieri K, Mathews CS, Pesola F, Denton K, Kitchener H; HPV pilot steering group: Extension of cervical screening intervals with primary human papillomavirus testing: observational study of English screening pilot data. British Medical Journal 2022;377:e068776

Gynäkologin sei mit der Rolle des Hausarztes zu vergleichen. »Es ist doch ungeheuerlich, wenn ich jedes Jahr zum Doktor muss, obwohl ich gesund bin«, hält Ingrid Mühlhauser dem entgegen. »Das ist das Ergebnis jahrelanger Fehlkommunikation, bei der Frauen von Gynäkologen vermittelt wird: Ich weiß, was für dich gut ist.« Die Gesundheitswissenschaftlerin warnt, dass es bei häufigen Untersuchungen zu Fehlbefunden kommt, die bei Patientinnen hängen bleiben. »Es ist doch ein absurdes Ritual, sich als Gesunde ohne Beschwerden jedes Jahr die Geschlechtsorgane inspizieren zu lassen«, so Mühlhauser.

Wie schon an vielen Beispielen der Früherkennung – etwa auf Prostatakrebs oder Brustkrebs – gezeigt wurde, unterliegen Ärzte wie Laien häufig dem Fehlschluss, dass besser einmal zu viel als zu wenig untersucht werden sollte, um Krebs aufzuspüren. Besser zu früh als zu spät. Doch diese populären Annahmen sind falsch und Schäden durch Fehlalarme und Übertherapie ausführlich dokumentiert. »Ich möchte vom Arzt nicht Laienweisheiten hören, sondern wissenschaftlich basiert behandelt und beschützt werden«, sagt Mühlhauser. »Und da sind fünf Jahre Abstand bis zur nächsten Untersuchung auf Gebärmutterhalskrebs nun mal besser als ein Jahr.«

Der überschätzte Nutzen

Wer bestimmt, ab wann sich eine Behandlung für Kranke lohnt? Welchen Nutzen erwarten Patientinnen, wenn sie einer Therapie zustimmen oder zur Früherkennung gehen? Und wie groß sollte aus Sicht der Ärzte der Vorteil sein, damit Menschen Tabletten schlucken, einer Operation zustimmen oder ihren Lebensstil ändern? Die Erwartung, die sich mit Therapie oder Vorsorge verbindet, wird im Gespräch zwischen Arzt und Patient kaum thematisiert. Wird schon irgendwie helfen. Besser eine kleine Wirkung als keine. So ungenau verlaufen die Argumentationslinien.

Für Patientinnen wie Patienten kann das gefährlich sein. Zu oft werde der potenzielle Nutzen eines Tests oder einer Behandlung überzeichnet und die Gefahr bei unterlassener Therapie drastisch übertrieben, beklagt Teppo Järvinen von der Universität Helsinki[175]. »Einem Menschen ein ›hohes Risiko‹ zu attestieren, ist mittlerweile zu einer eigenen Krankheit geworden«, so der finnische Arzt. »Auf diese Weise werden Gesunde krank gemacht und krank geredet.« Leider seien die meisten Ärzte statistische Analphabeten und würden so wenig wie die Patienten verstehen, was Risikoangaben bedeuten. Sinnvolle Vorsorge werde auf diese Weise hintertrieben.

Beispiele gibt es zuhauf. 2015 hat die Osteoporose-Vereinigung der USA die Empfehlung verabschiedet, dass all jene Menschen – besonders sind das Frauen – mit Medikamenten gegen brüchige Knochen behandelt werden sollten, bei denen mit einer Wahrscheinlichkeit von drei Prozent in den kommenden zehn Jahren der Hüftknochen bricht. Nimmt man den Rat ernst, würden in den westlichen Ländern fast drei Viertel aller Frauen jenseits von 65 Jahren und 90 Prozent aller Frauen über 75 mit Arzneimitteln gegen Osteoporose behandelt.

»Ärzte verschreiben enthusiastisch ein neues Osteoporose-Mittel, weil es die Wahrscheinlichkeit, eine Hüftfraktur zu ver-

---

175 Järvinen TL: Labelling people as »High Risk«: A tyranny of eminence? British Journal of Sports Medicine 2016;50:77

meiden, von 97,9 auf 98,9 Prozent erhöht«, kritisiert Järvinen[176]. »Wahrscheinlich wurde das als 50-prozentige Risikominderung angepriesen, um den Nutzen eindrucksvoller aussehen zu lassen.« Die relative statt die absolute Risikoreduktion anzugeben, ist ein beliebter Trick, um Effekte aufzubauschen. Im genannten Beispiel wird das Risiko für eine Fraktur absolut von mickrigen 2,1 auf 1,1 Prozent verringert – relativ gesehen sind das stolze 50 Prozent, was sich in der Kampagne für ein neues Präparat ungleich besser macht.

»Wir gehen davon aus, dass Ärzte ausgewogen und kenntnisreich Empfehlungen über das Leben der Patienten abgeben, die vor ihnen sitzen«, sagt Järvinen. Leider sei das trotz Medizinstudiums und klinischer Ausbildung meist nicht der Fall. »Führen etwa die Blinden die Blinden?«, fragt Järvinen.

In der Tat haben Untersuchungen von Gerd Gigerenzer am Max-Planck-Institut für Bildungsforschung gezeigt, dass die Mehrheit der Ärzte den Unterschied zwischen relativer und absoluter Risikoreduktion nicht kennt und bei der Interpretation von Testergebnissen danebenliegt.

So wissen die meisten Ärzte nicht, was es für eine Frau bedeutet, wenn sie nach einer Mammografie erfährt, dass im Röntgenbild »etwas Auffälliges« entdeckt wurde. Gynäkologen gaben irritierende Antworten auf die Frage, ob ein auffälliger Befund auch heißt, dass die Frau Brustkrebs hat. Obwohl ihnen alle Daten zur Genauigkeit der Untersuchung und der Häufigkeit von Fehlalarmen vorlagen, gaben nur 21 Prozent der Frauenärzte die richtige Antwort und erkannten, dass bei einer auf-

176 Järvinen TL, Michaëlsson K, Aspenberg P, Sievänen H: Osteoporosis: the emperor has no clothes. Journal of Internal Medicine 2015;277:662

fälligen Mammografie nur eine von zehn Frauen Krebs hat. Die Mehrheit der »positiven« Befunde sind Fehlalarme.

Patienten sind diese Mängel ihrer Doktoren nicht bewusst. Dabei erwarten sie einen deutlich höheren Nutzen, wenn sie sich für eine Therapie entscheiden. 2012 zeigte eine Untersuchung, dass Patienten bereit wären, Medikamente gegen Osteoporose zu nehmen – allerdings nur, wenn sich ihr absolutes Risiko für eine Fraktur in den kommenden zehn Jahren dadurch um 40 bis 50 Prozent verringert. Vergleiche mit anderen Therapieverfahren zeigen, dass die Bereitschaft für eine Behandlung bei den meisten Kranken frühestens bei einem zu erwartenden Nutzen von 20 Prozent einsetzt.

»Es gibt zwar lobenswerte Ansätze, die Kommunikation über Vor- und Nachteile in der Medizin zu verbessern«, erkennt Järvinen. »Doch der Analphabetismus in Sachen Risikoabschätzung ist bei Ärzten wie Patienten immer noch riesengroß.« Nur aufgrund dieser Blindheit für die eigentlichen Gefahren sei es den Fachverbänden der Kardiologen möglich gewesen, vor zehn Jahren die Grenzwerte für Blutdruck und Cholesterin so weit zu senken, dass den meisten Erwachsenen ein hohes Risiko angedichtet wurde. »Hätte man sich danach gerichtet, wäre zur Behandlung von Hochdruck und Cholesterin das gesamte Budget im Gesundheitswesen draufgegangen«, so Järvinen.

2014 hatte der Bremer Gesundheitswissenschaftler Norbert Schmacke zusammen mit der Hannoveraner Gesundheitswissenschaftlerin Marie-Luise Dierks am Beispiel der Mammografie gezeigt, »dass Frauen den Nutzen des Brustkrebs-Screenings massiv überschätzen und die Schadenspotenziale erheblich unterschätzen«. Als sie gefragt wurden, wie viele Brustkrebs-

Todesfälle verhindert werden, wenn 1000 Frauen ab dem 50. Lebensjahr an der Mammografie teilnehmen, tippten die Teilnehmerinnen im Mittel auf 237 gerettete Leben. Dem Stand der Wissenschaft zufolge sind es drei bis fünf von 1000 Frauen, die nicht an Brustkrebs sterben. Viele gaben an, aus Angst vor der Krankheit von der Früherkennung überzeugt zu sein. Besser als Angst wäre ausgewogene Aufklärung. Sie würde verhindern, dass überzogene Erwartungen entstehen – und manche unnötige Untersuchung einsparen.

WAS SICH ÄNDERN MUSS

Wer sich unter Frauen umhört, die sich mit Frauengesundheit und Gendermedizin beschäftigen, wird auf zahlreiche Mängel hingewiesen. Der Nachholbedarf ist groß, um das Ziel einer geschlechtergerechten Medizin zu erreichen. Wo es Defizite gibt? »Überall – in der Arzneimittelforschung, in klinischen Studien, etliche Substanzen werden nicht an weiblichen Tieren entwickelt, Zyklus- und Hormoneffekte sind zu wenig untersucht, die Dosierungen von Medikamenten sind nicht an den weiblichen Stoffwechsel angepasst«, sprudelt es aus Vera Regitz-Zagrosek heraus. Die Kardiologin ist Mitbegründerin der Gendermedizin in Deutschland und hat die erste und bisher einzige Professur für Frauenspezifische Gesundheitsforschung mit Schwerpunkt Herz-Kreislauf-Erkrankungen inne. »In der Herz-Kreislauf-Forschung, der Onkologie und der Immunologie gibt es zu wenige Daten über Frauen.«

Obwohl schon 2010 darauf hingewiesen wurde, dass in der Grundlagenforschung kaum mit weiblichen Tieren gearbeitet werde, seien noch immer 80 Prozent der Versuchstiere männlich. Gar nichts sei passiert seitdem. Und quer durch alle medizinischen Disziplinen ziehe sich das Problem, dass die »Kommunikation nicht frauengerecht« sei, so Regitz-Zagrosek. Noch immer würden zudem die Themen Frauengesundheit und Gendermedizin nicht angemessen im Studium, der

Lehre und der medizinischen Versorgung abgebildet. »Nur 13 Prozent der Chefärzte an Unikliniken in Deutschland sind weiblich«, so die Medizinerin. Woher sollen also die Veränderungen kommen?

Dennoch gibt es Möglichkeiten, auch individuell etwas zu ändern. Damit Frauen in der Medizin nicht benachteiligt werden, sollten sie die Probleme ansprechen, etwa bei ihren Hausärzten. Regitz-Zagrosek hat in ihrem jüngsten Buch Redebeispiele aufgeführt. So sollten Frauen ihre Ärzte beispielsweise fragen, ob die Medikamente, die sie verschrieben bekommen sollen, auch an Frauen getestet wurden und ob die optimale Dosis für Frauen untersucht wurde[177]. »Es geht um Milliarden-Märkte. Wenn ein neues Herzmedikament eingeführt wird, muss halt jemand aufstehen und fragen: Wie viele Frauen wurden getestet und wie groß war der Nutzen für sie?«, so die Kardiologin. »Ach, nur ein Prozent und bei Männern 30 Prozent. Da stellen sich doch Fragen!«

Politisch gelte es zudem, mehr Gendermedizin einzufordern und Frauen in die Leitlinien für die Versorgung sowie in geschlechtsspezifische Reha- und Präventionsprogramme einzuschließen. Geschlechtsspezifische Aspekte müssten in der Forschung ebenfalls stärker berücksichtigt werden.

»Das sind große, breite Fragen«, sagt auch Sylvia Groth, die im Arbeitskreis Frauengesundheit tätig ist und das Frauengesundheitszentrum in Graz leitet. »Frauen sind an sich über die Gynäkologie und Geburtshilfe und ihre Kinder besonders zugänglich. Frauen, die durch mangelnde Bildung, Leben auf

177 Regitz-Zagrosek V, Schmid-Altringer S: Die XX-Medizin. Das Gesundheitsbuch für Frauen – Neue Erkenntnisse aus der Gendermedizin. München 2021

dem Land oder als Migrantinnen benachteiligt sind, werden jedoch sehr viel schlechter erreicht und teilweise unterversorgt, sie haben eine sehr viel geringere Lebenserwartung und Lebenszeit in guter Gesundheit.« Der soziale Gradient spielt hier eine große Rolle, wie insgesamt in der medizinischen Versorgung.

Konkret listet Groth als nachgewiesene Benachteiligungen von Frauen gegenüber Männern die Versorgung bei Herz-Kreislauf-Erkrankungen, Schlaganfall und die Nutzung von Reha-Maßnahmen auf. Zudem belaste die Care-Arbeit Frauen überproportional. »Hier braucht es strukturelle Änderungen und die Umverteilung auch auf Männer«, so Groth. »Zudem bleiben Gewalt und sexualisierte Gewalt eines der größten Gesundheitsprobleme von Frauen.« Die Corona-Pandemie habe dies mit zahlreichen Beispielen gezeigt. Antworten gebe es zwar, doch die Umsetzung bleibt schwierig. UNICEF hat fünf Maßnahmen zur Gender-Gerechtigkeit als Reaktion auf die Pandemie aufgeführt[178].

Noch immer sei die Datenbasis, eine systematische Erfassung und die Erforschung der Einflüsse von Sex und Gender nicht gegeben, beklagt Groth. Wie es anders und besser gehen könnte, ist hingegen erforscht, und hier zeigt das kanadische Institut für Gesundheitsforschung (Canadian Institutes of Health Research: Institute of Gender and Health), was dafür notwendig wäre[179]. Der Unterschied zwischen Sex und Gender sei vielen Forschern und Ärzten nach wie vor nicht bekannt. »Zudem sind in vielen Punkten die Auswirkungen von Sex und

---

178 https://www.unicef.org/documents/five-actions-gender-equality-coronavirus-disease-covid-19-response-technical-note

179 https://cihr-irsc.gc.ca/e/50035.html

Gender in Bezug auf Gesundheit und Krankheit nicht bekannt«, so Groth.

Was Frauen konkret tun können, damit sie in der Medizin nicht benachteiligt werden, ist leichter gesagt als getan. Sich individuell als Patientin begleiten zu lassen, gehört für Groth ebenso dazu, wie die eigene Gesundheitskompetenz zu stärken und die eigenen Rechte wahrzunehmen und einzufordern. Kollektiv gelte es zudem, das Selbstbestimmungsrecht über den eigenen Körper und das eigene Leben einzufordern, § 218 abzuschaffen, die reproduktiven Rechte zu stärken und gegen ein kommerzialisiertes Gesundheitswesen einzutreten.

»Für die Diskriminierung von Frauen gibt es noch immer viele Beispiele«, sagen Doris Tormann und Katia Horstmann, beide Frauenärztinnen und im Vorstand des Arbeitskreises Frauengesundheit (AKF e. V.). »In wissenschaftlichen Studien sind Frauen weiterhin unterrepräsentiert, in der Besetzung von Führungspositionen in der Ausbildung, an den Universitäten und in Kliniken auch, was sich besonders bei Stellenbesetzungen zeigt – es steht ja potenziell die Möglichkeit einer Schwangerschaft im Raum.« Zudem gebe es Unterschiede zwischen den Fächern, was die Anreize angeht – die Geburtshilfe als frauenspezifischer Medizinbereich wird beispielsweise schlechter bezahlt als viele andere medizinische Disziplinen.

Frauen bekämen zudem mehr Psychopharmaka verordnet, Verhütung sei meistens Frauensache und müsse ab dem 22. Lebensjahr selbst finanziert werden. Als Vorbilder dienen Vereine und Initiativen wie der Arbeitskreis Frauengesundheit, die sich unentgeltlich, politisch unabhängig und pharmaunabhängig betätigen. Frauengesundheitszentren, Gesundheitszentren und Familienbildungszentren, ProFamilia und Frauenberatungen seien hilfreich und sinnvoll.

Doch was können die Frauen selbst tun? Einerseits wäre es sinnvoll, sich in politischen Gremien zu engagieren. Der Zusammenschluss von Frauen, um gesellschaftspolitischen Forderungen Nachdruck zu verschaffen, beispielsweise in Netzwerken, helfe ebenfalls. Die paritätische Besetzung in Schlüsselpositionen – und zwar politisch wie auch in Gesundheitsberufen – würde ebenfalls dazu beitragen, Nachholbedarf wie auch Diskriminierung aufzuzeigen.

Dagmar Hertle, Internistin und ehemalige Vorsitzende des Arbeitskreises Frauengesundheit, sieht zudem Defizite bei »frauenspezifischen« Krankheiten und Versorgungsanlässen wie Endometriose und in der Geburtshilfe, aber auch bei den Auswirkungen von Gewalt gegen Frauen. »Andererseits gibt es auch Krankheiten und Versorgungsanlässe, die beide Geschlechter, aber in unterschiedlicher Art und Weise, betreffen«, so Hertle. »In der ersten Gruppe wird häufig ›marginalisiert‹, das heißt: obwohl Geburten und Abtreibungen zu den häufigsten Versorgungsanlässen gehören, erlangen sie in der Diskussion nicht dieselbe Bedeutung wie beispielsweise Gelenkersatz oder Transplantationen. In der zweiten Gruppe wird so getan, als wäre das, was für den ›Standardmann‹ gut ist, für Frauen genauso gut.«

In der Geburtshilfe könnte das Nationale Gesundheitsziel wegweisend sein, wonach eine Versorgung »konsequent von der Frau aus gedacht« anzustreben ist. Dessen Umsetzung steht im Koalitionsvertrag der Ampel-Regierung 2021 und werde hoffentlich zielführend angegangen. »Beispiele wären eine Anpassung der DRG-Vergütung zur Förderung der natürlichen

Geburt, die Beseitigung von Fehlanreizen und Hindernissen in der Zusammenarbeit der Berufsgruppen, insbesondere zwischen Hebammen und Frauenärztinnen«, so Hertle. In der »Gendermedizin« bräuchte es hingegen mehr Geschlechts-Differenzierung auf allen Ebenen, das heißt sowohl in Studien als auch in der Berichterstattung und Qualitätssicherung.

Zudem gibt es mit dem CEDAW (Convention on the Elimination of All Forms of Discrimination Against Women) ein internationales Übereinkommen der Vereinten Nationen zu Frauenrechten. Die UN-Frauenrechtskonvention wurde bereits 1979 durch die Generalversammlung der Vereinten Nationen verabschiedet und hat die Beseitigung jeder Form der Diskriminierung aller Frauen zum Ziel. Die Forderungen des Arbeitskreises Frauengesundheit tauchen im Alternativbericht CEDAW ebenfalls auf. Dazu gehört es, Frauen in der Gesundheitsforschung und Praxis adäquat zu berücksichtigen und frauenspezifisch zu informieren.

Auch im CEDAW-Bericht wird auf die Ergebnisse aus Grundlagenforschung und klinischer Forschung hingewiesen, die zeigen, dass sich Frauen und Männer oft signifikant hinsichtlich Erkrankungen und den Wirkungen und Nebenwirkungen von Therapien unterscheiden. Das Geschlecht werde zwar häufig erfasst, aber als binäre Kategorie und bezüglich der Handlungsempfehlungen nicht ausreichend ausgewertet. Ohne die Berücksichtigung der Geschlechtsspezifik im kompletten Forschungszyklus von der Antragstellung bis zur Umsetzung in der Versorgung würden Frauen benachteiligt, denn ohne geschlechtsspezifische Datengrundlage ist die evidenzbasierte Versorgung von Frauen und eine informierte Entscheidung unter Berücksichtigung von Nutzen und Risiken nicht möglich.

Die CEDAW-Allianz und der Arbeitskreis Frauengesundheit fordern daher, dass 1) Bund und Länder für die Umsetzung einer systematisch geschlechtersensiblen medizinischen Forschungsförderung und Forschung sorgen. Alle Gesundheit und Krankheit betreffenden Daten sind durchgängig nach Geschlecht spezifiziert zu erheben und auszuwerten. Die Erfüllung dieser Standards ist finanzierungs- und bewilligungsrelevant zu machen. Dass 2) die Gesundheitsberichterstattung sowie alle Analysen zum Versorgungsgeschehen geschlechterdifferenziert erfolgen und alle Qualitätsdaten geschlechtsspezifisch und unter Einbezug intersektionaler Aspekte erhoben und ausgewertet werden.

3) sind notwendige Strukturen und Ressourcen für eine geschlechtsspezifische und damit frauengerechte Forschung und Versorgung zu gewährleisten: in Prävention, Screening, Diagnostik, Behandlung, Rehabilitation, Pflege und Palliativmedizin inklusive entsprechender Aus-, Fort- und Weiterbildungsmodule für Gesundheitsberufe. 4) Die Entwicklung aller Leitlinien der medizinisch-wissenschaftlichen Fachgesellschaften sind geschlechtsspezifisch vorzunehmen und die Entwicklung geschlechtsspezifischer Gesundheitsinformationen und Entscheidungshilfen unter Beteiligung von Nutzerinnen direkt mit einzuschließen. 5) Die Entwicklung und der Einsatz Künstlicher Intelligenz im Gesundheitswesen ist geschlechtersensibel und diskriminierungsfrei zu gestalten durch Transparenz, stärkere Beteiligung von Frauen, Risikoprüfung auf Geschlechterdiskriminierung und anschließende Zertifizierung.

»Frauen haben im Gegensatz zu Männern nur ein eingeschränktes Selbstbestimmungsrecht über ihren Körper«, sagt Ingrid Mühlhauser, Vorsitzende des AKF. »Ein Schwangerschaftsabbruch ist in Deutschland eine Straftat, Frauen müssen sich (zwangs-)beraten lassen, bevor sie einen Schwangerschaftsabbruch vornehmen können. Ein barrierefreier Zugang zum Schwangerschaftsabbruch ist in Deutschland nicht möglich. Würden Männer Kinder bekommen, wäre dies undenkbar.«

Zudem erhalten Frauen, die leiden, sehr viel schneller Psychopharmaka, Schlaf- und Schmerzmittel als Männer, obwohl die Ursachen des Leidens häufig in sozialer Armut und Überforderung durch die Mehrfachbelastung liegen, beklagt Mühlhauser. »Zu wichtigen Themen der Frauengesundheit wie Endometriose fehlt es an Forschungsförderung. Die notwendigen Mittel werden nicht bereitgestellt. Hormonbehandlungen wie neue Pillenpräparate werden ohne ausreichende Prüfung vermarktet.«

Frauen werden auch in ihrer Rolle als Wissenschaftlerinnen benachteiligt. »Gerade die Corona-Pandemie hat dies deutlich gezeigt«, sagt Mühlhauser. »Obwohl die Bewohnerinnen in Alten- und Pflegeheimen zu mehr als 80 Prozent Frauen sind, ist Forschung in der Altenpflege kein Thema gewesen. Weder gab es die notwendigen Forschungsprojekte zu Fragestellungen im Alten- und Pflegeheim, noch sind Pflegewissenschaftlerinnen als Expertinnen beteiligt worden oder medial in Erscheinung getreten. Bestenfalls durfte eine Pflegekraft zu Wort kommen, um das Versorgungselend zu beschreiben. Als Experten zu Fragestellungen aus der Altenpflege fungierten vorrangig Virologen und Physiker.«

Auch im medizinischen Wissenschaftsbereich sind Frauen weiterhin in der Minderheit. Das bedeutet, dass Frauengesundheitsthemen und Fragestellungen zur Versorgung, der sozialen

Ungleichheit und zu Genderthemen im Vergleich zu technischen Themen nachrangig beforscht werden.

Ausblick

Der Einfluss des Geschlechts – sowohl biologisch als auch sozial – auf nahezu alle Dimensionen von Krankheit und Gesundheit, beispielsweise auf die Art und Schwere der Symptome, den typischen Verlauf, die Prognose und die Dauer der Genesung, lässt sich nicht bestreiten. Er ist mehr als offensichtlich und wurde in diesem Buch an Dutzenden von Beispielen nachgezeichnet. So wie bei jeder klinischen Untersuchung Größe, Gewicht, Alter und Allgemeinzustand berücksichtigt werden, müsste es deshalb in Zukunft selbstverständlich sein, auch das Geschlecht und seine biologischen wie sozialen Auswirkungen als wichtigen Faktor für die Gesundheit und Krankheit der Patienten zu beachten.

Werden die geschlechtstypischen Eigenheiten nicht beachtet, wie es in den meisten Situationen in Krankenhaus und Praxis leider immer noch der Fall ist, kann das massiven Schaden für Patientinnen wie Patienten mit sich bringen. In diesem Buch wurden etliche Beispiele aufgeführt. Es gehört daher zu den elementaren Forderungen, immer auch das Geschlecht einzubeziehen, wenn eine individuell angepasste und evidenzbasierte Medizin, die diesen Namen verdient, umgesetzt werden soll.

Doch obwohl es in Nordamerika und Europa zahlreiche Versuche und Initiativen gibt, das Geschlecht in der medizinischen Versorgung wie auch in der Forschung endlich angemessen zu berücksichtigen, kann die bisherige Entwicklung bestenfalls als dezent bezeichnet werden. Die Fortschritte sind zaghaft, trotz aller Kongresse und Symposien, die zu dem Thema in letzter Zeit stattgefunden haben.

»Gender« ist zwar ein Modebegriff geworden, doch noch immer stehen zahlreiche Vorurteile und veraltete Denkmuster dagegen, das biologische wie das soziale Geschlecht selbstverständlich in die Medizin einzubeziehen. Diese abwehrende Haltung bringt nicht nur Nachteile für Frauen mit sich, sondern ist potenziell bedrohlich für beide Geschlechter wie auch für non-binäre Personen.

Ändern muss sich auf vielen Ebenen etwas: In der Forschung ist es dringend notwendig, Frauen nicht nur in klinische Studien aufzunehmen, sondern auch getrennt nach den Geschlechtern auszuwerten, wie hilfreich oder schädlich Untersuchungen, neue Medikamente oder andere Therapien jeweils waren[180]. Diese Differenzierung ist nicht erst nach Abschluss der Studien notwendig, sondern beginnt bereits im Entwurf und Aufbau der Untersuchungen und im Studiendesign. Wenn es beispielsweise darum geht, den Erfolg einer Therapie zu bewerten, gibt es oftmals unterschiedliche Normwerte oder Funktionsbereiche eines Organs für Männer und Frauen. Berücksichtigt werden aber zumeist nur jene Werte, die aus Studien an und mit Männern gewonnen wurden.

In der medizinischen Praxis ist es leider immer noch üblich, dass Standardwerte für die Organfunktionen von Männern

---

180 Melloni C, Berger JS, Wang TY, Gunes F, Stebbins A, Pieper KS, Dolor RJ, Douglas PS, Mark DB, Newby LK: Representation of women in randomized clinical trials of cardiovascular disease prevention. Circulation Cardiovascular Quality and Outcomes 2010;3:135

unkritisch auf Frauen übertragen werden, obwohl sich die beeinträchtigten Organe oder Funktionssysteme oftmals je nach Geschlecht anatomisch, physiologisch und biochemisch unterscheiden. Hier ist es dringend nötig, geschlechtsspezifische Normen und Standards aufzustellen, weil sonst erhebliche Nachteile in Diagnostik und Therapie die Folge sein können.

Kann man das auch anders sehen?

Frauen werden in der Medizin zwar in erheblichem Ausmaß benachteiligt, wie die zahlreichen Beispiele in diesem Buch gezeigt haben. So haben sie potenziell Schäden zu befürchten, wenn es etwa um die – an Männern ausgerichteten – Normwerte und typischen Symptome für Herzinfarkt und chronisch obstruktive Lungenerkrankungen geht[181]. Um mehrere Größenordnungen seltener drohen aber auch Männern in einigen Bereichen Nachteile, weil die Kriterien für einige Krankheiten an Frauen ausgerichtet sind. So sind die typischen Symptome einer Depression bei Männern nicht in dem weltweit als Standard geltenden Diagnosekatalog DSM aufgeführt[182]. Und die Osteoporose wurde bis vor zehn Jahren hauptsächlich an den klinischen Erfahrungen mit Frauen in

181 Bairey Merz CN, Andersen H, Sprague E, Burns A, Keida M, Walsh MN, Greenberger P, Campbell S, Pollin I, McCullough C, Brown N, Jenkins M, Redberg R, Johnson P, Robinson B: Knowledge, Attitudes, and Beliefs Regarding Cardiovascular Disease in Women: The Women's Heart Alliance. Journal of the American College of Cardiology 2017;70:123

182 Call JB, Shafer K: Gendered Manifestations of Depression and Help Seeking Among Men. American Journal of Men's Health 2018;12:41

der Menopause ausgerichtet, das typische Erscheinungsbild bei Männern wurde nicht berücksichtigt, weswegen die Erkrankung bei Männern unterschätzt, unterdiagnostiziert und unterbehandelt wurde[183]. Medikamente aus der Gruppe der Biphosphonate zur Behandlung der Osteoporose werden in Studien seit Jahrzehnten bei Frauen untersucht und seit den 1970er-Jahren angewendet, sind aber erst seit 2006 auch bei Männern stärker in den Fokus gerückt[184].

Eine gendersensible Medizin muss also die riesigen Lücken füllen, die es in der optimalen Versorgung von Frauen noch gibt und die fast alle Bereiche der Medizin von der Prävention über die Diagnose und Therapie bis zur Prognose umfasst. Aber sie sollte ebenfalls in den Blick nehmen, dass die deutlich kleineren Bereiche, in denen Männern eine Benachteiligung in der Medizin droht, ebenfalls in Forschung wie klinischer Praxis geschlechtergerecht angepasst werden.

Die Erkenntnisse einer gendersensiblen Medizin müssten schnellstmöglich in die Ausbildung einfließen. Das vorherrschende Rollenmodell für die Lehre an den medizinischen Fakultäten ist allerdings immer noch der 75 Kilogramm schwere

---

183 Cummings SR, Cawthon PM, Ensrud KE, Cauley JA, Fink HA, Orwoll ES; Osteoporotic Fractures in Men (MrOS) Research Groups; Study of Osteoporotic Fractures Research Groups: BMD and risk of hip and nonvertebral fractures in older men: a prospective study and comparison with older women. Journal of Bone and Mineral Research 2006;21:1550

184 Francis MD, Valent DJ: Historical perspectives on the clinical development of bisphosphonates in the treatment of bone diseases. Journal of Musculoskeletal and Neuronal Interactions 2007;7:2

und zumeist jüngere Mann – Geschlechtsunterschiede werden hingegen kaum diskutiert. Aus diesem Grund werden beispielsweise die Risiken durch Bluthochdruck, Alzheimer, chronische Nierenerkrankungen und Herzinfarkt bei Frauen mittleren Alters immer noch massiv unterschätzt. Sie können durch Bluthochdruck während der Schwangerschaft noch zusätzlich steigen, was ebenfalls oftmals nicht in den klinischen Erwägungen der behandelnden Mediziner berücksichtigt wird. Die geringere Körperoberfläche von Frauen und ihr zumeist geringeres Gewicht kann zu Über- und Fehldosierungen von Medikamenten führen – eine Gefahr, die ebenfalls früh in der Ausbildung angesprochen werden sollte.

Ein weiteres noch zu wenig beachtetes Feld in der praktischen Medizin ist die unterschiedliche Kommunikation von Männern und Frauen. Zwar kommt es in jedem Arzt-Patienten-Gespräch darauf an, eine passende Ebene zu finden, egal, welche Geschlechter daran beteiligt sind. Werden jedoch Frauen von männlichen Ärzten behandelt, ist es besonders wahrscheinlich, dass es zu Konflikten, Missverständnissen und Fehlbehandlungen kommt, die der Patientin schaden.

In diesem Kontext wäre es wichtig, dass Frauen, die in allen medizinischen Berufen und Tätigkeitsfeldern bereits die Mehrheit stellen, Rollenbilder und Vorbilder bekommen, an denen sie sich orientieren können. Dies ist bisher nicht abzusehen, denn die Chefstellen in Kliniken, Forschungsinstituten wie auch Großambulanzen und Praxen sind in einem einseitigen Geschlechterverhältnis mehrheitlich männlich besetzt. In traditionellen »Männerwelten« wie der Chirurgie und Orthopädie ist das Missverhältnis besonders ausgeprägt, aber auch in fast allen anderen Bereichen der Medizin werden Frauen immer rarer, wenn es um die mittlere Führungsebene und erst recht um die Spitzenpositionen geht.

Letztlich ist eine Gleichberechtigung und angemessene Berücksichtigung von Frauen und vom Mann-Frau-Dualismus abweichenden Geschlechtstypen in der Medizin jedoch nicht nur eine Aufgabe, der sich die medizinische Disziplin mit allen ihren Unterdisziplinen stellen muss. Die Medizin ist keine abgelegene Insel, sondern abhängig von und eingebettet in die gesellschaftlich vorherrschenden Rollenbilder und Stereotype.

Das Beispiel von Laien, die als Ersthelfer davor zurückscheuen, einer Frau mit Herzinfarkt die lebenswichtige Herzdruckmassage zukommen zu lassen, schlicht weil sie Frauen diese Krankheit nicht zutrauen und nicht damit rechnen, zeigt, wie weit der Weg zu einer geschlechtergerechten Medizin noch ist und dass sich dazu auch in der Gesellschaft insgesamt Wahrnehmungen und Erwartungshaltungen ändern müssen.

Dass Frauen oftmals anders leiden als Männer, anders krank sind, andere Untersuchungen und andere Behandlungen brauchen, ist keine exklusive Erkenntnis, sondern sollte gedankliches Allgemeingut werden. Nur so wäre gewährleistet, dass niemand in der Medizin – weder Frau noch Mann – Nachteile befürchten muss und auf eine gleichermaßen optimale wie individuelle Betreuung hoffen darf.

Bei Anregungen und Fragen schreiben Sie bitte an:
www.werner-bartens.de

DANK

Für dieses Buch habe ich mit vielen Patienten und Patientinnen, Ärztinnen und Ärzten, Wissenschaftlerinnen und Wissenschaftlern gesprochen und Kontakt gehabt, die ihr Wissen und ihre Erfahrungen geteilt und geduldig vermittelt haben. Zahlreiche Erkenntnisse aus den Gesprächen, Treffen oder dem E-Mail-Austausch sind in dieses Buch eingeflossen, wobei etwaige Fehler und Missverständnisse allein auf mich zurückgehen. Für vielfältige Hinweise und Anregungen möchte ich mich besonders bedanken bei:

Dr. Maria Beckermann, Frauenärztin, Psychotherapeutin, Mitbegründerin der Frauenberatungsstelle FrauenLeben e. V., Ex-Vorsitzende des Arbeitskreises Frauengesundheit, Köln

Prof. Dr. Felix Beuschlein, Universitätsspital Zürich, Direktor der Klinik für Endokrinologie, Diabetologie und Klinische Ernährung

Dr. Melanie Büttner, Sexualtherapeutin und Fachärztin für Psychosomatische Medizin und Psychotherapie, Kolumnistin, München

Sylvia Groth, Medizinsoziologin und Geschäftsführerin des Frauengesundheitszentrum Graz, Arbeitskreis Frauengesundheit

Prof. Dr. Constanze Hausteiner-Wiehle, Leiterin der Psychosomatik und Psychotherapie in der Abteilung Neurologie, Klinische Neurophysiologie und Stroke Unit der BG Unfallklinik Murnau

Prof. Dr. Peter Henningsen, Direktor der Klinik für Psychosomatische Medizin und Psychotherapie am Klinikum rechts der Isar der Technischen Universität München

Dr. Dagmar Hertle, Internistin, ehemalige Vorsitzende des Arbeitskreises Frauengesundheit, Düsseldorf

Dr. Bernd Hontschik, Chirurg, Kolumnist, Frankfurt

Katia Horstmann, Frauenärztin Hamburg, Arbeitskreis Frauengesundheit

Prof. Dr. Stefanie Joos, Direktorin des Instituts für Allgemeinmedizin und Interprofessionelle Versorgung am Universitätsklinikum Tübingen

Prof. Dr. Karl-Heinz Ladwig, Arbeitsgruppenleiter am Institut für Epidemiologie des Helmholtz Zentrums München, Klinik für Psychosomatische Medizin und Psychotherapie am Klinikum rechts der Isar der Technischen Universität München

Prof. Dr. Ingrid Mühlhauser, Gesundheitswissenschaftlerin Hamburg, Vorsitzende des Arbeitskreises Frauengesundheit

Prof. Dr. Sabine Oertelt-Prigione, Professur für Primary and Transmural Care am Department of Primary and Community Care der Radboud-Universität Nijmegen, Leiterin der Arbeitsgruppe Geschlechtersensible Medizin, Universität Bielefeld

Prof. Dr. Vera Regitz-Zagrosek, Internistin und Kardiologin, langjährige Direktorin des Berlin Institute for Gender in Medicine (GiM) an der Charité, Professur für Frauenspezifische Gesundheitsforschung mit Schwerpunkt Herz-Kreislauf-Erkrankungen, Universitätsmedizin Berlin

Prof. Dr. Martin Reincke, Direktor der Medizinischen Klinik und Poliklinik am Klinikum der Ludwig-Maximilians-Universität München

Prof. Dr. Thomas Schlich, James McGill Professor in the History of Medicine, Chair of the Department Social Studies of Science, McGill University Montreal

Dr. Doris Tormann, Frauenärztin, Bielefeld, Vorstand Arbeitskreis Frauengesundheit

Dr. Gisela Volck, Allgemeinmedizinerin, Frankfurt

LITERATURVERZEICHNIS

Vorbemerkung

Im Folgenden sind jene Fachartikel und Bücher in alphabetischer Reihenfolge angegeben, aus denen ich zitiert oder wichtige Hintergrundinformationen bezogen habe – und einige hilfreiche Literaturhinweise mehr. Ich habe für dieses Buch umfangreiche Literaturrecherchen betrieben, deswegen ist dieses Verzeichnis etwas ausführlicher geraten als üblich, was durchaus beabsichtigt ist. Denn trotz einer zunehmenden Sensibilisierung für das Thema sind geschlechterspezifische Fragen in der medizinischen Forschung und Praxis weiterhin deutlich unterrepräsentiert und etliche Themen noch nicht bearbeitet.

Aus diesem Grund war es mir wichtig, zahlreiche Grundlagentexte und Studien hier aufzuführen, die einerseits zur weiteren Vertiefung dienen können und gleichzeitig aufzeigen, wie viel Forschungsbedarf noch besteht und woran es in der praktischen Medizin weiterhin mangelt. Immerhin zeigt sich an häufigen Titeln wie »Sex differences in ...« oder »Gender bias in ...« deutlich, dass in den vergangenen fünf bis zehn Jahren das Bewusstsein für genderspezifische Themen in der Medizin wie auch in der medizinischen Forschung stark angestiegen ist.

Die Mehrzahl der hochwertigen Untersuchungen zu medizinischen und psychologischen Themen wird in englischsprachigen Zeitschriften veröffentlicht, viele davon sind frei zugänglich. Zu finden sind diese Texte auf verschiedene Weise: Besonders ergiebig ist die National Library of Medicine der USA, die mehr als 30 Millionen medizinische Fachartikel bereithält. Von den meisten dieser Artikel ist eine kurze Zusammenfassung kostenlos online erhältlich, bei etlichen davon kann der gesamte Artikel unentgeltlich eingesehen und heruntergeladen werden. Mit einem ebenfalls zumeist kostenlosen Ausweis von Universitätsbibliotheken oder anderer großer Bibliotheken ist auch oft der digitale Zugang zu zahlreichen Fachzeitschriften verbunden.

Für dieses Buch habe ich mit zahlreichen Expertinnen und Experten gesprochen. Wenn ich sie im Text zitiere, beruht dies größtenteils auf diesen Gesprächen oder nachträglichen Ergänzungen, die mir die Fachleute haben zukommen lassen. Ansonsten ist gekennzeichnet, wenn die Beiträge aus Fachartikeln oder anderen Stellungnahmen stammen.

Einige kleinere Passagen dieses Buches sind in gekürzter und veränderter Form in der *Süddeutschen Zeitung* erschienen.

Die Abkürzung der Literaturhinweise folgt den international üblichen Standards. So bedeutet die Angabe »Gleich J, Besser B, Hilfreich S: Why Women suffer more in Medicine. British Medical Journal 2022;319:217« beispielsweise, dass ein (fiktiver) Artikel der (hoffentlich existierenden) Autorinnen Gleich, Besser und Hilfreich in der renommierten Fachzeitschrift British Medical Journal erschienen ist. Er findet sich dort in einer Ausgabe, die im Jahr 2022 erschienen ist und zwar im Band 319 der Zeitschrift, wo der Artikel auf Seite 217 beginnt.

Verwendete und weiterführende Literatur

Affatato O, Miguet M, Schiöth HB, Mwinyi J: Major sex differences in migraine prevalence among occupational categories: a cross-sectional study using UK Biobank. Journal of Headache and Pain 2021;22:145

Alabas OA, Tashani OA, Tabasam G, Johnson MI: Gender role affects experimental pain responses: a systematic review with meta-analysis. European Journal of Pain 2012;16:1211

Alsubheen SA, Beauchamp M, Ellerton C, Goldstein R, Alison J, Dechman G, Haines KJ, Harrison S, Holland A, Lee A, Marques A, Spencer L, Stickland M, Skinner EH, Brooks D: Age and Sex Differences in Balance Outcomes among Individuals with Chronic Obstructive Pulmonary Disease (COPD) at Risk of Falls. COPD 2022;19:166

Arnold CG, Libby A, Vest A, Hopkinson A, Monte AA: Immune mechanisms associated with sex-based differences in severe COVID-19 clinical outcomes. Biology of Sex Differences 2022;13:7

Assayag D, Morisset J, Johannson KA, Wells AU, Walsh SLF: Patient gender bias on the diagnosis of idiopathic pulmonary fibrosis. Thorax 2020;75:407

Aznar A, Tenenbaum HR: Gender and age differences in parent-child emotion talk. British Journal of Developmental Psychology 2015;33:148

Bairey Merz CN, Andersen H, Sprague E, Burns A, Keida M, Walsh MN, Greenberger P, Campbell S, Pollin I, McCullough C, Brown N, Jenkins M, Redberg R, Johnson P, Robinson B: Knowledge, Attitudes, and Beliefs Regarding Cardiovascular Disease in Women: The Women's Heart Alliance. Journal of the American College of Cardiology 2017;70:123

Bairey Merz CN, Pepine CJ, Walsh MN, Fleg JL: Ischemia and No Obstructive Coronary Artery Disease (INOCA): Developing Evidence-Based Therapies and Research Agenda for the Next Decade. Circulation 2017;135:1075

Bale TL, Epperson CN: Sex differences and stress across the lifespan. Nature Neuroscience 2015;18:1413

Baran Y, Subramaniam M, Biton A, Tukiainen T, Tsang EK, Rivas MA, Pirinen M, Gutierrez-Arcelus M, Smith KS, Kukurba KR, Zhang R, Eng C, Torgerson DG, Urbanek C; GTEx Consortium, Li JB, Rodriguez-Santana JR, Burchard EG, Seibold MA, MacArthur DG, Montgomery SB, Zaitlen NA, Lappalainen T: The landscape of genomic imprinting across diverse adult human tissues. Genome Research 2015;25:927

Bartens S: Frauensache: Alles über die weibliche Gesundheit. Was Frauen wirklich über ihren Körper wissen wollen. München 2023

Bartens S, Bartens W: Frauensprechstunde – Was uns hilft, was uns gesund macht. München 2018

Bartens W: Körperzeiten. Wie wir im richtigen Moment das Richtige tun und besser lernen, lieben und leben. München 2021

Bartens W: Emotionale Gewalt. Was uns wirklich weh tut: Kränkung, Demütigung, Liebesentzug und wie wir uns dagegen schützen. Berlin 2018

Bartens W: Empathie. Die Macht des Mitgefühls: Weshalb einfühlsame Menschen gesund und glücklich sind. München 2015

Bartens W: Körperglück – Wie gute Gefühle gesund machen. München 2010

Bartley EJ, Fillingim RB: Sex differences in pain: a brief review of clinical and experimental findings. British Journal of Anaesthesia 2013;111:52

Beckermann MJ: Welche Vor- und Nachteile hat die Menopausale Hormontherapie (MHT) mit »Bioidentischen« Hormonen? Gyne 2021;2:73

Benedix F, Kube R, Meyer F, Schmidt U, Gastinger I, Lippert H; Colon/Rectum Carcinomas (Primary Tumor) Study Group: Comparison of 17,641 patients with right- and left-sided colon cancer: differences in epidemiology, perioperative course, histology, and survival. Diseases of the Colon and Rectum 2010;53:57

Benjamin EJ, Muntner P, Alonso A, Bittencourt MS, Callaway CW, Carson AP, Chamberlain AM, Chang AR, Cheng S, Das SR, Delling FN, Djousse L, Elkind MSV, Ferguson JF, Fornage M, Jordan LC, Khan SS, Kissela BM, Knutson KL, Kwan TW, Lackland DT, Lewis TT, Lichtman JH, Longenecker CT, Loop MS, Lutsey PL, Martin SS, Matsushita K, Moran AE, Mussolino ME, O'Flaherty M, Pandey A, Perak AM, Rosamond WD, Roth GA, Sampson UKA, Satou GM, Schroeder EB, Shah SH, Spartano NL, Stokes A, Tirschwell DL, Tsao CW, Turakhia MP, VanWagner LB, Wilkins JT, Wong SS, Virani SS; American Heart Association Council on Epidemiology and Prevention Statistics Committee and Stroke Statistics Subcommittee. Heart Disease and Stroke Statistics – 2019 Update: A Report From the American Heart Association. Circulation 2019;139:e56

Beral V; Million Women Study Collaborators: Breast cancer and hormone-replacement therapy in the Million Women Study. Lancet 2003;362:419

Blom MT, Oving I, Berdowski J, van Valkengoed IGM, Bardai A, Tan HL: Women have lower chances than men to be resuscitated and survive out-of-hospital cardiac arrest. European Heart Journal 2019;40:3824

Bots SH, Groepenhoff F, Eikendal ALM, Tannenbaum C, Rochon PA, Regitz-Zagrosek V, Miller VM, Day D, Asselbergs FW, den Ruijter HM:

Adverse Drug Reactions to Guideline-Recommended Heart Failure Drugs in Women: A Systematic Review of the Literature. Journal of the American College of Cardiology: Heart Failure 2019;7:258

Bots SH, Peters SAE, Woodward M: Sex differences in coronary heart disease and stroke mortality: a global assessment of the effect of ageing between 1980 and 2010. BMJ Global Health 2017;2:e000298

Büttner M (Hg): Handbuch häusliche Gewalt. Stuttgart 2020

Bugiardini R, Ricci B, Cenko E, Vasiljevic Z, Kedev S, Davidovic G, Zdravkovic M, Miličić D, Dilic M, Manfrini O, Koller A, Badimon L: Delayed Care and Mortality Among Women and Men With Myocardial Infarction. Journal of the American Heart Association 2017;6:e005968

Call JB, Shafer K: Gendered Manifestations of Depression and Help Seeking Among Men. American Journal of Men's Health 2018;12:41

Canguven O, Albayrak S: Do low testosterone levels contribute to the pathogenesis of asthma? Medical Hypotheses 2011;76:585

Cardeillac M, Lefebvre F, Baicry F, Le Borgne P, Gil-Jardiné C, Cipolat L, Peschanski N, Abensur Vuillaume L: Symptoms of Infarction in Women: Is There a Real Difference Compared to Men? A Systematic Review of the Literature with Meta-Analysis. Journal of Clinical Medicine 2022;11:1319

Carrero JJ, Hecking M, Chesnaye NC, Jager KJ: Sex and gender disparities in the epidemiology and outcomes of chronic kidney disease. Nature Reviews Nephrology 2018;14:151

Casimir GJ, Lefèvre N, Corazza F, Duchateau J: Sex and inflammation in respiratory diseases: a clinical viewpoint. Biology of Sex Differences 2013;4:16

Centers for Disease Control and Prevention: Most Recent Asthma Data, 2020. https://www.cdc.gov/asthma/most_recent_data.htm

Changoor NR, Udyavar NR, Morris MA, Torain M, Mullen JT, Kent TS, Smink DS, Green A, Haider AH: Surgeons' Perceptions Toward Providing Care for Diverse Patients: The Need for Cultural Dexterity Training. Annals of Surgery 2019;269:275

Chapman KR: Chronic obstructive pulmonary disease: are women more susceptible than men? Clinics in Chest Medicine 2004;25:331

Chapman KR, Tashkin DP, Pye DJ: Gender bias in the diagnosis of COPD. Chest 2001;119:1691

Chen UI, Xu H, Krause TM, Greenberg R, Dong X, Jiang X: Factors Associated With COVID-19 Death in the United States: Cohort Study. JMIR Public Health Surveillance 2022, doi: 10.2196/29343

Choi Y, Kim N, Kim KW, Jo HH, Park J, Yoon H, Shin CM, Park YS, Lee DH, Oh HJ, Lee HS, Park YS, Ahn SH, Suh YS, Park DJ, Kim HH, Kim JW, Kim JW, Lee KW, Chang W, Park JH, Lee YJ, Lee KH, Kim YH: Sex-based differences in histology, staging, and prognosis among 2983 gastric cancer surgery patients. World Journal of Gastroenterology 2022;28:933

Clayton JA: Studying both sexes: a guiding principle for biomedicine. FASEB Journal 2016;30:519

Clocchiatti A Cora E Zhang Y Dotto GP: Sexual dimorphism in cancer. Nature Reviews Cancer 2016;16:330

Conforti F, Pala L, Bagnardi V, De Pas T, Martinetti M, Viale G, Gelber RD, Goldhirsch A: Cancer immunotherapy efficacy and patients' sex: a systematic review and meta-analysis. Lancet Oncology 2018;19:737

Cote CG, Chapman KR: Diagnosis and treatment considerations for women with COPD. International Journal of Clinical Practice 2009;63:486

Criado-Perez C: Unsichtbare Frauen. Wie eine von Daten beherrschte Welt die Hälfte der Bevölkerung ignoriert. München 2020

Cummings SR, Cawthon PM, Ensrud KE, Cauley JA, Fink HA, Orwoll ES; Osteoporotic Fractures in Men (MrOS) Research Groups; Study of Osteoporotic Fractures Research Groups: BMD and risk of hip and nonvertebral fractures in older men: a prospective study and comparison with older women. Journal of Bone and Mineral Research 2006;21:1550

Delbridge ARD, Kueh AJ, Ke F, Zamudio NM, El-Saafin F, Jansz N, Wang GY, Iminitoff M, Beck T, Haupt S, Hu Y, May RE, Whitehead L, Tai L, Chiang W, Herold MJ, Haupt Y, Smyth GK, Thomas T, Blewitt ME, Strasser A, Voss AK: Loss of p53 Causes Stochastic Aberrant X-Chromosome Inactivation and Female-Specific Neural Tube Defects. Cell Reports 2019;27:442

DeMeo DL, Ramagopalan S, Kavati A, Vegesna A, Han MK, Yadao A, Wilcox TK, Make BJ; COPDGene Investigators: Women manifest more severe COPD symptoms across the life course. International Journal of Chronic Obstructive Pulmonary Disease 2018;13:3021

Dennis JM, Henley WE, Weedon MN, Lonergan M, Rodgers LR, Jones AG, Hamilton WT, Sattar N, Janmohamed S, Holman RR, Pearson ER, Shields BM, Hattersley AT; MASTERMIND Consortium: Sex and BMI Alter the Benefits and Risks of Sulfonylureas and Thiazolidinediones in Type 2 Diabetes: A Framework for Evaluating Stratification Using Routine Clinical and Individual Trial Data. Diabetes Care 2018;41:1844

Dreyer RP, Beltrame JF, Tavella R, Air T, Hoffmann B, Pati PK, Di Fiore D, Arstall M, Zeitz C: Evaluation of gender differences in Door-to-Balloon time in ST-elevation myocardial infarction. Heart Lung Circulation 2013;22:861

Dunford A, Weinstock DM, Savova V, Schumacher SE, Cleary JP, Yoda A, Sullivan TJ, Hess JM, Gimelbrant AA, Beroukhim R, Lawrence MS, Getz G, Lane AA: Tumor-suppressor genes that escape from X-inactivation contribute to cancer sex bias. Nature Genetics 2017;49:10

Epperson CN, Sammel MD, Bale TL, Kim DR, Conlin S, Scalice S, Freeman K, Freeman EW: Adverse Childhood Experiences and Risk for First-Episode Major Depression During the Menopause Transition. Journal of Clinical Psychiatry 2017;78:e298

Falagas ME, Mourtzoukou EG, Vardakas KZ: Sex differences in the incidence and severity of respiratory tract infections. Respiratory Medicine 2007;101:1845

Ferretti MT, Iulita MF, Cavedo E, Chiesa PA, Schumacher Dimech A, Santuccione Chadha A, Baracchi F, Girouard H, Misoch S, Giacobini E, Depypere H, Hampel H; Women's Brain Project and the Alzheimer Precision Medicine Initiative: Sex differences in Alzheimer disease – the gateway to precision medicine. Nature Reviews Neurology 2018;14:457

Fletcher SW, Colditz GA: Failure of estrogen plus progestin therapy for prevention. JAMA 2002;288:366

Foreman MG, Zhang L, Murphy J, Hansel NN, Make B, Hokanson JE, Washko G, Regan EA, Crapo JD, Silverman EK, DeMeo DL; COPDGene Investigators: Early-onset chronic obstructive pulmonary disease is associated with female sex, maternal factors, and African American race in the COPDGene Study. American Journal of Respiratory and Critical Care Medicine 2011;184:414

Francis MD, Valent DJ: Historical perspectives on the clinical development of bisphosphonates in the treatment of bone diseases. Journal of Musculoskeletal and Neuronal Interactions 2007;7:2

Friedrich MJ: Depression Is the Leading Cause of Disability Around the World. JAMA 2017;317:1517

Fuchs O, Bahmer T, Weckmann M, Dittrich AM, Schaub B, Rösler B, Happle C, Brinkmann F, Ricklefs I, König IR, Watz H, Rabe KF, Kopp MV, Hansen G, von Mutius E; ALLIANCE Study Group as part of the German Centre for Lung Research (DZL): The all age asthma cohort (ALLIANCE) – from early beginnings to chronic disease: a longitudinal cohort study. BMC Pulmonary Medicine 2018;18:140

GAO – U.S. Government Accountability Office: Most drugs withdrawn in recent years had greater health risks for women. https://www.gao.gov/products/GAO-01-286R

Geller SE, Koch AR, Roesch P, Filut A, Hallgren E, Carnes M: The more things change, the more they stay the same: a study to evaluate compliance with inclusion and assessment of women and minorities in randomized controlled trials. Academic Medicine 2018;93:630

Gerdts E, Regitz-Zagrosek V: Sex differences in cardiometabolic disorders. Nature Medicine 2019;25:1657

Gernhardt R: Die K-Gedichte. Frankfurt a. M. 2004

Gouni-Berthold I, Berthold HK, Mantzoros CS, Böhm M, Krone W: Sex disparities in the treatment and control of cardiovascular risk factors in type 2 diabetes. Diabetes Care 2008;31:1389

Green MS, Peer V, Magid A, Hagani N, Anis E, Nitzan D: Gender Differences in Adverse Events Following the Pfizer-BioNTech COVID-19 Vaccine. Vaccines 2022;10:233

Greenwood BN, Carnahan S, Huang L: Patient-physician gender concordance and increased mortality among female heart attack patients. Proceedings of the National Academy of Sciences USA 2018;115:8569

Greiser CM, Greiser EM, Dören M: Menopausal hormone therapy and risk of breast cancer: a meta-analysis of epidemiological studies and randomized controlled trials. Human Reproduction Update 2005;11:561

Gregg EW, Gu Q, Cheng YJ, Narayan KM, Cowie CC: Mortality trends in men and women with diabetes, 1971 to 2000. Annals of Internal Medicine 2007;147:149

Gross R, McNeill R, Davis P, Lay-Yee R, Jatrana S, Crampton P. The association of gender concordance and primary care physicians' perceptions of their patients. Women Health 2008;48:123

Groutz A, Amir H, Caspi R, Sharon E, Levy YA, Shimonov M. Do women prefer a female breast surgeon? Israel Journal of Health Policy Research 2016;5:35

Guy J, Peters MG: Liver disease in women: the influence of gender on epidemiology, natural history, and patient outcomes. Gastroenterology and Hepatology 2013;9:633

Hathaway CA, Bloomer AM, Oswald LB, Siegel EM, Peoples AR, Ulrich CM, Penedo FJ, Tworoger SS, Gonzalez BD: Factors associated with self-reported social isolation among patients with cancer during the COVID-19 pandemic. Health Psychology 2022;41:311

Hardin M, Foreman M, Dransfield MT, Hansel N, Han MK, Cho MH, Bhatt SP, Ramsdell J, Lynch D, Curtis JL, Silverman EK, Washko G, DeMeo D; COPDGene Investigators: Sex-specific features of emphysema among current and former smokers with COPD. European Respiratory Journal 2016;47:104

Healy B: The Yentl Syndrome. New England Journal of Medicine 1991;325:274

Hecking M, Bieber BA, Ethier J, Kautzky-Willer A, Sunder-Plassmann G, Säemann MD, Ramirez SP, Gillespie BW, Pisoni RL, Robinson BM, Port FK: Sex-specific differences in hemodialysis prevalence and practices and the male-to-female mortality rate: the

Dialysis Outcomes and Practice Patterns Study (DOPPS). PLoS Medicine 2014;11:e1001750

Hoffmann DE, Tarzian AJ: The girl who cried pain: a bias against women in the treatment of pain. Journal of Law, Medicine & Ethics 2001;29:13

Huebschmann AG, Huxley RR, Kohrt WM, Zeitler P, Regensteiner JG, Reusch JEB: Sex differences in the burden of type 2 diabetes and cardiovascular risk across the life course. Diabetologia 2019;62:1761

Ingersoll MA: Sex differences shape the response to infectious diseases. PLoS Pathogens 2017;13:e1006688

Ippolito JE, Yim AK, Luo J, Chinnaiyan P, Rubin JB: Sexual dimorphism in glioma glycolysis underlies sex differences in survival. Journal of Clinical Investigation Insight 2017;2:e92142

Irwin MR, Cole SW: Reciprocal regulation of the neural and innate immune systems. Nature Reviews in Immunology 2011;11:625

Ishak N, Sozo F, Harding R, De Matteo R: Does lung development differ in male and female fetuses? Experimental Lung Research 2014;40:30

Järvinen TL: Labelling people as ›High Risk‹: A tyranny of eminence? British Journal of Sports Medicine 2016;50:77

Järvinen TL, Michaëlsson K, Aspenberg P, Sievänen H: Osteoporosis: the emperor has no clothes. Journal of Internal Medicine 2015;277:662

Jenkins CR, Chapman KR, Donohue JF, Roche N, Tsiligianni I, Han MK: Improving the Management of COPD in Women. Chest 2017;151:686

Kautzky-Willer A, Harreiter J, Pacini G: Sex and gender differences in risk, pathophysiology and complications of type 2 diabetes mellitus. Endocrinology Review 2016;37:278

Klein SL, Flanagan KL: Sex differences in immune responses. Nature Reviews Immunology 2016;16:626

Klein SL, Morgan R: The impact of sex and gender on immunotherapy outcomes. Biology of sex differences 2020;11:24

Klein SL, Pekosz A, Passaretti C, Anker M, Olukoya P: Sex, gender and influenza. World Health Organization, Geneva 2010

Koch K: Hormontherapie (I): Nur noch bei Symptomen. Deutsches Ärzteblatt 2003;100:A-2560

Krammer F, Smith GJD, Fouchier RAM, Peiris M, Kedzierska K, Doherty PC, Palese P, Shaw ML, Treanor J, Webster RG, García-Sastre A: Influenza. Nature Reviews Disease Primers 2018;4:3

Krieger N, Löwy I, Aronowitz R, Bigby J, Dickersin K, Garner E, Gaudillière JP, Hinestrosa C, Hubbard R, Johnson PA, Missmer SA, Norsigian J, Pearson C, Rosenberg CE, Rosenberg L, Rosenkrantz BG, Seaman B, Sonnenschein C, Soto AM, Thornton J, Weisz G: Hormone replacement therapy, cancer, controversies, and women's health: historical, epidemiological, biological, clinical, and advocacy perspectives. Journal of Epidemiology and Community Health 2005;59:740

Krukowski K: Short review: The impact of sex on neuroimmune and cognitive outcomes after traumatic brain injury. Brain, Behavior, & Immunity – Health 2021;16:100327

LeGates TA, Kvarta MD, Thompson SM: Sex differences in antidepressant efficacy. Neuropsychopharmacology 2019;44:140

Licari A, Castagnoli R, Brambilla I, Marseglia A, Tosca MA, Marseglia GL, Ciprandi G: Asthma Endotyping and Biomarkers in Childhood Asthma. Pediatric Allergy Immunology, and Pulmonology 2018;31:44

Linder A, Svedberg W: Review of average sized male and female occupant models in European regulatory safety assessment tests and European laws: Gaps and bridging suggestions. Accident, Analysis and Prevention 2019;127:156

Linstra KM, van Os HJA, Ruigrok YM, Nederkoorn PJ, van Dijk EJ, Kappelle LJ, Koudstaal PJ, Visser MC, Ferrari MD, MaassenVan-DenBrink A, Terwindt GM, Wermer MJH: Sex Differences in Risk Profile, Stroke Cause and Outcome in Ischemic Stroke Patients With and Without Migraine. Frontiers in Neuroscience 2021;15:740639

Lisabeth LD, Reeves MJ, Baek J, Skolarus LE, Brown DL, Zahuranec DB, Smith MA, Morgenstern LB: Factors influencing sex differences in poststroke functional outcome. Stroke 2015;46:860

Liu Y, Pan J, Zhang H, Shi C, Li G, Peng Z, Ma J, Zhou Y, Zhang L: Short-Term Exposure to Ambient Air Pollution and Asthma Mortality. American Journal of Respiratory and Critical Care Medicine 2019;200:24

Lombardi CM, Specchia C, Conforti F, Rovere MT, Carubelli V, Agostoni P, Carugo S, Danzi GB, Guazzi M, Mortara A, Piepoli M, Porto I, Sinagra G, Volterrani M, Ameri P, Gnecchi M, Leonardi S, Merlo M, Iorio A, Bellasi A, Canale C, Camporotondo R, Catagnano F, Dalla Vecchia LA, Di Pasquale M, Giovinazzo S, Maccagni G, Mapelli M, Margonato D, Monzo L, Nuzzi V, Oriecuia C, Pala L, Peveri G, Pozzi A, Provenzale G, Sarullo F, Adamo M, Tomasoni D, Inciardi RM, Senni M, Metra M: Sex-related differences in patients with coronavirus disease 2019: results of the Cardio-COVID-Italy multicentre study. Journal of Cardiovascular Medicine 2022;23:254

Lonardo A, Nascimbeni F, Ballestri S, Fairweather D, Win S, Than TA, Abdelmalek MF, Suzuki A: Sex Differences in Nonalcoholic Fatty Liver Disease: State of the Art and Identification of Research Gaps. Hepatology 2019;70:1457

Lopes-Ramos CM, Kuijjer ML, Ogino S, Fuchs CS, DeMeo DL, Glass K, Quackenbush J: Gene Regulatory Network Analysis Identifies Sex-Linked Differences in Colon Cancer Drug Metabolism. Cancer Research 2018;78:5538

Lou Z, Yan FH, Zhao ZQ, Zhang W, Shui XQ, Liu J, Zhuo DL, Li L, Yu ED: The sex difference in basic surgical skills learning: a comparative study. Journal of Surgical Education 2016;359:902

Lund CI, Engdahl B, Rosseland LA, Stubhaug A, Grimnes G, Furberg AS, Steingrímsdóttir ÓA, Nielsen CS: The association between age at menarche and chronic pain outcomes in women: the Tromso Study, 2007 to 2016. Pain 2022:10.1097/j.pain.0000000000002579

Ma M, Dorstyn D, Ward L, Prentice S: Alzheimers' disease and caregiving: a meta-analytic review comparing the mental health of primary carers to controls. Aging and Mental Health 2018;22:1395

Mahmoud KD, Gu YL, Nijsten MW, de Vos R, Nieuwland W, Zijlstra F, Hillege HL, van der Horst IC, de Smet BJ: Interhospital transfer due to failed prehospital diagnosis for primary percutaneous coronary intervention: an observational study on incidence, predictors, and clinical impact. European Heart Journal Acute Cardiovascular Care 2013;2:166

Marcus SM, Kerber KB, Rush AJ, Wisniewski SR, Nierenberg A, Balasubramani GK, Ritz L, Kornstein S, Young EA, Trivedi MH: Sex differences in depression symptoms in treatment-seeking adults: confirmatory analyses from the Sequenced Treatment Alternatives to Relieve Depression study. Comprehensive Psychiatry 2008;49:238

Markell M, Brar A, Stefanov DG, Salifu MO: Gender disparity in fistula use at initiation of hemodialysis varies markedly across ESRD networks-Analysis of USRDS data. Hemodialysis International 2018;22:168

Martinez FJ, Curtis JL, Sciurba F, Mumford J, Giardino ND, Weinmann G, Kazerooni E, Murray S, Criner GJ, Sin DD, Hogg J, Ries AL, Han M, Fishman AP, Make B, Hoffman EA, Mohsenifar Z, Wise R; National Emphysema Treatment Trial Research Group:

Sex differences in severe pulmonary emphysema. American Journal of Respiratory and Critical Care Medicine 2007;176:243

Mauvais-Jarvis F, Bairey Merz N, Barnes PJ, Brinton RD, Carrero JJ, DeMeo DL, De Vries GJ, Epperson CN, Govindan R, Klein SL, Lonardo A, Maki PM, McCullough LD, Regitz-Zagrosek V, Regensteiner JG, Rubin JB, Sandberg K, Suzuki A: Sex and gender: modifiers of health, disease, and medicine. Lancet 2020;396:565

McCartney G, Mahmood L, Leyland AH, Batty GD, Hunt K: Contribution of smoking-related and alcohol-related deaths to the gender gap in mortality: evidence from 30 European countries. Tobacco Control 2011;20:166

McDougall JF, Bailey NGN, Banga R, Linde LD, Kramer JLK: The Influence of Examiner Gender on Responses to Tonic Heat Pain Assessments: A Preliminary Investigation. Frontiers in Pain Research 2021;2:729860

Mehta LS, Beckie TM, DeVon HA, Grines CL, Krumholz HM, Johnson MN, Lindley KJ, Vaccarino V, Wang TY, Watson KE, Wenger NK; American Heart Association Cardiovascular Disease in Women and Special Populations Committee of the Council on Clinical Cardiology, Council on Epidemiology and Prevention, Council on Cardiovascular and Stroke Nursing, and Council on Quality of Care and Outcomes Research: Acute Myocardial Infarction in Women: A Scientific Statement From the American Heart Association. Circulation 2016;133:916

Melloni C, Berger JS, Wang TY, Gunes F, Stebbins A, Pieper KS, Dolor RJ, Douglas PS, Mark DB, Newby LK: Representation of women in randomized clinical trials of cardiovascular disease prevention. Circulation Cardiovascular Quality and Outcomes 2010;3:135

Meyer-Frießem CH, Szalaty P, Zahn PK, Pogatzki-Zahn EM: A prospective study of patients' pain intensity after cardiac surgery and a qualitative review: effects of examiners' gender on patient reporting. Scandinavian Journal of Pain 2019;19:39

Migeon BR: The role of X inactivation and cellular mosaicism in women's health and sex-specific diseases. JAMA 2006;295:1428

Millett ERC, Peters SAE, Woodward M: Sex differences in risk factors for myocardial infarction: cohort study of UK Biobank participants. BMJ 2018;363:k4247

Moon EC, Chambers CT, McGrath PJ: »He says, she says«: a comparison of fathers' and mothers' verbal behavior during child cold pressor pain. Journal of Pain 2011;12:1174

Morgan R, Klein SL: The intersection of sex and gender in the treatment of influenza. Current Opinion in Virology 2019;35:35

Morris JA Jordan CL Breedlove SM: Sexual differentiation of the vertebrate nervous system. Nature Neuroscience 2004;7:1034

van de Mortel T, Bourke R, McLoughlin J, Nonu M, Reis M: Gender influences handwashing rates in the critical care unit. American Journal of Infection Control 2001;29:395

Mosca L, Barrett-Connor E, Wenger NK: Sex/gender differences in cardiovascular disease prevention: what a difference a decade makes. Circulation 2011;124:2145

Nachtigall I, Bonsignore M, Hohenstein S, Bollmann A, Günther R, Kodde C, Englisch M, Ahmad-Nejad P, Schröder A, Glenz C, Kuhlen R, Thürmann P, Meier-Hellmann A: Effect of gender, age and vaccine on reactogenicity and incapacity to work after COVID-19 vaccination: a survey among health care workers. BMC Infectious Diseases 2022;22:291

Nebel RA, Aggarwal NT, Barnes LL, Gallagher A, Goldstein JM, Kantarci K, Mallampalli MP, Mormino EC, Scott L, Yu WH, Maki PM, Mielke MM: Understanding the impact of sex and gender in Alzheimer's disease: A call to action. Alzheimers Dementia 2018;14:1171

Nedrow A, Miller J, Walker M, Nygren P, Huffman LH, Nelson HD: Complementary and alternative therapies for the management of menopause-related symptoms: a systematic evidence review. Archives of Internal Medicine 2006;166:1453

Nelson HD, Vesco KK, Haney E, Fu R, Nedrow A, Miller J, Nicolaidis C, Walker M, Humphrey L: Nonhormonal therapies for menopausal hot flashes: systematic review and meta-analysis. JAMA 2006;295:2057

Neu SC, Pa J, Kukull W, Beekly D, Kuzma A, Gangadharan P, Wang LS, Romero K, Arneric SP, Redolfi A, Orlandi D, Frisoni GB, Au R, Devine S, Auerbach S, Espinosa A, Boada M, Ruiz A, Johnson SC, Koscik R, Wang JJ, Hsu WC, Chen YL, Toga AW: Apolipoprotein E Genotype and Sex Risk Factors for Alzheimer Disease: A Meta-analysis. JAMA Neurology 2017;74:1178

Neumeier MS, Pohl H, Sandor PS, Gut H, Merki-Feld GS, Andrée C: Dealing with Headache: Sex Differences in the Burden of Migraine- and Tension-Type Headache. Brain Science 2021;11:1323

NN: Irrationale Verordnungen von Schilddrüsenhormonen. Der Arzneimittelbrief 2021;8:70

Nolen-Hoeksema S: Emotion regulation and psychopathology: the role of gender. Annual Review of Clinical Psychology 2012;8:161

Nyström A, Strömberg S, Jansson K, Faresjö ÅO, Faresjö T: Cardiovascular risks before myocardial infarction differences between men and women. BMC Cardiovascular Disorder 2022;22:110

Nzimande NP, El Tantawi M, Zuñiga RAA, Opoku-Sarkodie R, Brown B, Ezechi OC, Uzochukwu BSC, Ellakany P, Aly NM, Nguyen AL, Folayan MO: Sex differences in the experience of COVID-19 post-traumatic stress symptoms by adults in South Africa. BMC Psychiatry 2022;22:238

O'Donnell MJ, Chin SL, Rangarajan S, Xavier D, Liu L, Zhang H, Rao-Melacini P, Zhang X, Pais P, Agapay S, Lopez-Jaramillo P, Damasceno A, Langhorne P, McQueen MJ, Rosengren A, Dehghan M, Hankey GJ, Dans AL, Elsayed A, Avezum A, Mondo C, Diener HC, Ryglewicz D, Czlonkowska A, Pogosova N, Weimar C, Iqbal R, Diaz R, Yusoff K, Yusufali A, Oguz A, Wang X, Penaherrera E, Lanas F, Ogah OS, Ogunniyi A, Iversen HK, Malaga G, Rumboldt Z, Oveisgharan S, Al Hussain F, Magazi D, Nilanont Y, Ferguson J, Pare G, Yusuf S; INTERSTROKE investigators. Global and regional effects of potentially modifiable risk factors associated with acute stroke in 32 countries (INTERSTROKE): a case-control study. Lancet 2016;388:761

Oertelt-Prigione S: The influence of sex and gender on the immune response. Autoimmunity Reviews 2012;11:A479

Ohkuma T, Komorita Y, Peters SAE, Woodward M: Diabetes as a risk factor for heart failure in women and men: a systematic review and meta-analysis of 47 cohorts including 12 million individuals. Diabetologia 2019;62:1550

Parker G, Brotchie H: Gender differences in depression. International Review of Psychiatry 2010;22:429

Pelà G, Goldoni M, Solinas E, Cavalli C, Tagliaferri S, Ranzieri S, Frizzelli A, Marchi L, Mori PA, Majori M, Aiello M, Corradi M, Chetta A: Sex-Related Differences in Long-COVID-19 Syndrome. Journal of Womens Health 2022 Mar 25. doi: 10.1089/jwh.2021.0411

Pelletier R, Khan NA, Cox J, Daskalopoulou SS, Eisenberg MJ, Bacon SL, Lavoie KL, Daskupta K, Rabi D, Humphries KH, Norris CM, Thanassoulis G, Behlouli H, Pilote L; GENESIS-PRAXY Investigators: Sex Versus Gender-Related Characteristics: Which Predicts Outcome After Acute Coronary Syndrome in the Young? Journal of the American College of Cardiology 2016;67:127

Peters SA, Huxley RR, Woodward M: Diabetes as risk factor for incident coronary heart disease in women compared with men: a systematic review and meta-analysis of 64 cohorts including 858 507 individuals and 28 203 coronary events. Diabetologia 2014;57:1542

Phan HT, Blizzard CL, Reeves MJ, Thrift AG, Cadilhac DA, Sturm J, Heeley E, Otahal P, Rothwell P, Anderson CS, Parmar P, Krishnamurthi R, Barker-Collo S, Feigin V, Gall S: Sex Differences in Long-Term Quality of Life Among Survivors After Stroke in the INSTRUCT. Stroke 2019;50:2299

Porras CP, Bots ML, Teraa M, van Doorn S, Vernooij RWM: Differences in Symptom Presentation in Women and Men with Confirmed Lower Limb Peripheral Artery Disease: A Systematic Review and Meta-Analysis. European Journal of Vascular and Endovascular Surgery 2022:S1078-5884

Postma DS: Gender differences in asthma development and progression. Gender Medicine 2007;4 Suppl B:133

Potluri T, Fink AL, Sylvia KE, Dhakal S, Vermillion MS, Vom Steeg L, Deshpande S, Narasimhan H, Klein SL: Age-associated changes in the impact of sex steroids on influenza vaccine responses in males and females. NPJ Vaccines 2019;4:29

Radkiewicz C, Dickman PW, Johansson ALV, Wagenius G, Edgren G, Lambe M: Sex and survival in non-small cell lung cancer: A nationwide cohort study. PLoS One 2019;14:e0219206

Ravdin PM, Cronin KA, Howlader N, Berg CD, Chlebowski RT, Feuer EJ, Edwards BK, Berry DA: The decrease in breast-cancer incidence in 2003 in the United States. New England Journal of Medicine 2007;356:1670

Rebolj M, Cuschieri K, Mathews CS, Pesola F, Denton K, Kitchener H; HPV pilot steering group: Extension of cervical screening intervals with primary human papillomavirus testing: observational study of English screening pilot data. British Medical Journal 2022;377:e068776

Reeves MJ, Bushnell CD, Howard G, Gargano JW, Duncan PW, Lynch G, Khatiwoda A, Lisabeth L: Sex differences in stroke: epidemiology, clinical presentation, medical care, and outcomes. Lancet Neurology 2008;7:915

Regensteiner JG, Golden S, Huebschmann AG, Barrett-Connor E, Chang AY, Chyun D, Fox CS, Kim C, Mehta N, Reckelhoff JF, Reusch JE, Rexrode KM, Sumner AE, Welty FK, Wenger NK, Anton B; American Heart Association Diabetes Committee of the Council on Lifestyle and Cardiometabolic Health, Council on Epidemiology and Prevention, Council on Functional Genomics and Translational Biology, and Council on Hypertension: Sex Differences in the Cardiovascular Consequences of Diabetes Mellitus: A Scientific Statement From the American Heart Association. Circulation 2015;132:2424

Regitz-Zagrosek V: Therapeutic implications of the gender-specific aspects of cardiovascular disease. Nature Reviews Drug Discovery 2006;5:425

Regitz-Zagrosek V, Oertelt-Prigione S, Prescott E, Franconi F, Gerdts E, Foryst-Ludwig A, Maas AH, Kautzky-Willer A, Knappe-Wegner D, Kintscher U, Ladwig KH, Schenck-Gustafsson K, Stangl V; EU-GenMed Cardiovascular Clinical Study Group: Gender in cardiovascular diseases: impact on clinical manifestations, management, and outcomes. European Heart Journal 2016;37:24

Regitz-Zagrosek V, Schmid-Altringer S: Die XX-Medizin. Das Gesundheitsbuch für Frauen – Neue Erkenntnisse aus der Gendermedizin. München 2021

Riner AN, Cochran A: Surgical Outcomes Should Know No Identity – The Case for Equity Between Patients and Surgeons. JAMA Surgery 2021 Dec 8, online

de Ritter R, de Jong M, Vos RC, van der Kallen CJH, Sep SJS, Woodward M, Stehouwer CDA, Bots ML, Peters SAE: Sex differences in the risk of vascular disease associated with diabetes. Biology of Sex Differences 2020;11:1

de Ritter R, Sep SJS, van der Kallen CJH, Schram MT, Koster A, Kroon AA, van Greevenbroek MMJ, Eussen SJPM, Dagnelie PC, de Jong M, Vos RC, Woodward M, Bots ML, Peters SAE, Stehouwer CDA: Adverse differences in cardiometabolic risk factor levels between individuals with pre-diabetes and normal glucose metabolism are more pronounced in women than in men: the Maastricht Study. BMJ Open Diabetes Research and Care 2019;7:e000787

Robinson ME, Gagnon CM, Riley JL 3rd, Price DD: Altering gender role expectations: effects on pain tolerance, pain threshold, and pain ratings. Journal of Pain 2003;4:284

Roswell RO, Kunkes J, Chen AY, Chiswell K, Iqbal S, Roe MT, Bangalore S: Impact of Sex and Contact-to-Device Time on Clinical Outcomes in Acute ST-Segment Elevation Myocardial Infarction-Findings From the National Cardiovascular Data Registry. Journal of the American Heart Association 2017;6:e004521

Rossouw JE, Anderson GL, Prentice RL, LaCroix AZ, Kooperberg C, Stefanick ML, Jackson RD, Beresford SA, Howard BV, Johnson KC, Kotchen JM, Ockene J; Writing Group for the Women's Health Initiative Investigators: Risks and benefits of estrogen plus progestin in healthy postmenopausal women: principal results From the Women's Health Initiative randomized controlled trial. JAMA 2002;288:321

Salk RH, Hyde JS, Abramson LY: Gender differences in depression in representative national samples: Meta-analyses of diagnoses and symptoms. Psychological Bulletin 2017;143:783

Samulowitz A, Gremyr I, Eriksson E, Hensing G: »Brave Men« and »Emotional Women«: A Theory-Guided Literature Review on Gender Bias in Health Care and Gendered Norms towards Patients with Chronic Pain. Pain Research and Management 2018;2018:6358624

Sánchez-Ramos JL, Pereira-Vega AR, Alvarado-Gómez F, Maldonado-Pérez JA, Svanes C, Gómez-Real F: Risk factors for premenstrual asthma: a systematic review and meta-analysis. Expert Review in Respiratory Medicine 2017;11:57

Santema BT, Ouwerkerk W, Tromp J, Sama IE, Ravera A, Regitz-Zagrosek V, Hillege H, Samani NJ, Zannad F, Dickstein K, Lang CC, Cleland JG, Ter Maaten JM, Metra M, Anker SD, van der Harst P, Ng LL, van der Meer P, van Veldhuisen DJ, Meyer S, Lam CSP; ASIAN-HF investigators, Voors AA: Identifying optimal doses of heart failure medications in men compared with women: a prospective, observational, cohort study. Lancet 2019;394:1254

Schieber AC, Delpierre C, Lepage B, Afrite A, Pascal J, Cases C, Lombrail P, Lang T,

Kelly-Irving M; INTERMEDE group: Do gender differences affect the doctor-patient interaction during consultations in general practice? Results from the INTERMEDE study. Family Practice 2014;31:706

Schutzbach F: Die Erschöpfung der Frauen. Wider die weibliche Verfügbarkeit. München 2021

Shah R, Newcomb DC: Sex bias in asthma prevalence and pathogenesis. Frontiers in Immunology 2018;9:2997

Shannon G, Jansen M, Williams K, Cáceres C, Motta A, Odhiambo A, Eleveld A, Mannell J: Gender equality in science, medicine, and global health: where are we at and why does it matter? Lancet 2019;393:560

Sharma SP, Manintveld OC, Budde RPJ, Hirsch A, Lenzen MJ, Galema TW: Gender Differences in Patients With Stable Chest Pain. American Journal of Cardiology 2022:S0002-9149(22)00118

Silverman EK, Weiss ST, Drazen JM, Chapman HA, Carey V, Campbell EJ, Denish P, Silverman RA, Celedon JC, Reilly JJ, Ginns LC,

Speizer FE: Gender-related differences in severe, early-onset chronic obstructive pulmonary disease. American Journal of Respiratory and Critical Care Medicine 2000;162:2152

Silveyra P, Fuentes N, Rodriguez Bauza DE: Sex and Gender Differences in Lung Disease. Advances in Experimental Medicine and Biology 2021;1304:227

Slavich GM, Irwin MR: From stress to inflammation and major depressive disorder: a social signal transduction theory of depression. Psychological Bulletin 2014;140:774

Slavich GM, Sacher J: Stress, sex hormones, inflammation, and major depressive disorder: Extending Social Signal Transduction Theory of Depression to account for sex differences in mood disorders. Psychopharmacology 2019;236:3063

Sodhi A, Pisani M, Glassberg MK, Bourjeily G, D'Ambrosio C: Sex and Gender in Lung Disease and Sleep Disorders: A State-of-the-Art Review. Chest 2022 Mar 14:S0012-3692(22)00438-X

Sramek JJ, Murphy MF, Cutler NR: Sex differences in the psychopharmacological treatment of depression. Dialogues in Clinical Neuroscience 2016;18:447

Stolz D, Kostikas K, Loefroth E, Fogel R, Gutzwiller FS, Conti V, Cao H, Clemens A: Differences in COPD Exacerbation Risk Between Women and Men: Analysis From the UK Clinical Practice Research Datalink Data. Chest 2019;156:674

Sudario-Lumague R, Chiang YC, Lin TS: Gender Comparison of Medical Student Microsurgical Skills in a Laboratory Model. Journal of Reconstructive Microsurgery 2018;34:359

Sundermann EE, Biegon A, Rubin LH, Lipton RB, Landau S, Maki PM: Does the female advantage in verbal memory contribute to underestimating Alzheimer's disease pathology in women versus men? Journal of Alzheimers Disease 2017;56:947

Sundermann EE, Maki P, Biegon A, Lipton RB, Mielke MM, Machulda M, Bondi MW; Alzheimer's Disease Neuroimaging Initiative: Sex-specific norms for verbal memory tests may improve diagnostic accuracy of amnestic MCI. Neurology 2019;93:e1881

Syamlal G, Doney B, Mazurek JM: Chronic Obstructive Pulmonary Disease Prevalence Among Adults Who Have Never Smoked, by Industry and Occupation – United States, 2013-2017. Morbidity and Mortality weekly Report 2019;68:303

Trapp MDC, Wiskur BJ, Suh JH, Brand MW, Kuhn KG, Rojas J: Sex Differences between Medical Students in the Assessment of the Fear of COVID-19. International Journal of Environmental Research and Public Health 2022;19:3372

Tsai CK, Tsai CL, Lin GY, Yang FC, Wang SJ: Sex Differences in Chronic Migraine: Focusing on Clinical Features, Pathophysiology, and Treatments. Current Pain and Headache Reports 2022 doi: 10.1007/s11916-022-01034-w

Ucar I, Torre M, Elías A: Mind the gender gap: COVID-19 lockdown effects on gender differences in preprint submissions. PLoS One 2022;17(3):e0264265

Valdivielso JM, Jacobs-Cachá C, Soler MJ: Sex hormones and their influence on chronic kidney disease. Current Opinion in Nephrology and Hypertension 2019;28:1

Van Hove C, Perry KA, Spight DH, Wheeler-Mcinvaille K, Diggs BS, Sheppard BC, Jobe BA, O'Rourke RW: Predictors of technical skill acquisition among resident trainees in a laparoscopic skills education program. World Journal of Surgery 2008;32:1917

Varì R, Scazzocchio B, D'Amore A, Giovannini C, Gessani S, Masella R: Gender-related differences in lifestyle may affect health status. Annali dell'Istituto superiore di Sanità 2016;52:158

de Vries ST, Starokozhko V, Schellens IMM, Wijnans L, Enzmann H, Cavaleri M, Mol PGM: Attention for sex in COVID-19 trials: a review of regulatory dossiers. BMJ Global Health 2022;7(3):e008173

Wagner AD, Oertelt-Prigione S, Adjei A, Buclin T, Cristina V, Csajka C, Coukos G, Dafni U, Dotto GP, Ducreux M, Fellay J, Haanen J, Hocquelet A, Klinge I, Lemmens V, Letsch A, Mauer M, Moehler M, Peters S, Özdemir BC: Gender medicine and oncology: report and consensus of an ESMO workshop. Annals of Oncology 2019;30:1914

Wallis CJD, Jerath A, Coburn N, Klaassen Z, Luckenbaugh AN, Magee DE, Hird AE, Armstrong K, Ravi B, Esnaola NF, Guzman JCA, Bass B, Detsky AS, Satkunasivam R: Association of Surgeon-Patient Sex Concordance With Postoperative Outcomes. JAMA Surgery 2021;Dec 8:e216339

Wallis CJ, Ravi B, Coburn N, Nam RK, Detsky AS, Satkunasivam R: Comparison of postoperative outcomes among patients treated by male and female surgeons: a population based matched cohort study. British Medical Journal 2017;359:j4366

Wannamethee SG, Papacosta O, Lawlor DA, Whincup PH, Lowe GD, Ebrahim S, Sattar N: Do women exhibit greater differences in established and novel risk factors between diabetes and non-diabetes than men? The British Regional Heart Study and British Women's Heart Health Study. Diabetologia 2012;55:80

van der Weerd N, van Os HJA, Ali M, Schoones JW, van den Maagdenberg AMJM, Kruyt ND, Siegerink B, Wermer MJH: Sex Differences in Hemostatic Factors in Patients With Ischemic Stroke and the Relation With Migraine – A Systematic Review. Frontiers in Cellular Neuroscience 2021;15:711604

Weissman MM, Bland RC, Canino GJ, Greenwald S, Hwu HG, Joyce PR, Karam EG, Lee CK, Lellouch J, Lepine JP, Newman SC, Rubio-Stipec M, Wells JE, Wickramaratne PJ, Wittchen HU, Yeh EK: Prevalence of suicide ideation and suicide attempts in nine countries. Psychological Medicine 1999;29:9

Wilson SJ, Padin AC, Bailey BE, Laskowski B, Andridge R, Malarkey WB, Kiecolt-Glaser JK: Spousal bereavement after dementia caregiving: A turning point for immune health. Psychoneuroendocrinology 2020;118:104717

Wilson SJ, Padin AC, Birmingham DJ, Malarkey WB, Kiecolt-Glaser JK: When Distress Becomes Somatic: Dementia Family Caregivers' Distress and Genetic Vulnerability to Pain and Sleep Problems. Gerontologist 2019;59:e451

Yang W, Warrington NM, Taylor SJ, Whitmire P, Carrasco E, Singleton KW, Wu N, Lathia JD, Berens ME, Kim AH, Barnholtz-Sloan JS, Swanson KR, Luo J, Rubin JB: Sex differences in GBM revealed by analysis of patient imaging, transcriptome, and survival data. Science Translational Medicine 2019;11:eaao5253

Zhu L, Rochon PA, Gruneir A, Wu W, Giannakeas V, Austin PC, Stall NM, McCarthy L, Alberga A, Herrmann N, Gill SS, Bronskill SE: Sex Differences in the Prevalent Use of Oral Formulations of Cholinesterase Inhibitors in Older Adults with Dementia. Drugs Aging 2019;36:875

SACHREGISTER